精神保健学／序説

篠崎 英夫

へるす出版

序

中国中唐の時代の医学全書に『小医は病を癒し、中医は病人を癒し、大医は国を癒す』の言葉があると大学医学部の公衆衛生の特別講義で聞きました。講師は尾村偉久氏（元厚生省公衆衛生局長・元国立小児病院院長）でした。

私の父も尾村氏と同じ元陸軍軍医でした。当時の厚生省には元軍医の行政官が多くおられて親近感を持ちました。そんな魅力ある先輩たちに憧れて、医学部専門課程1年生のときに、「大医を目指して」厚生省の公衆衛生修学生となりました。

当時はいわゆるインターン闘争が医学部内を席巻していた時代で、授業ボイコット、医師国試ボイコット等、将来入省予定の私には大変不利な学内環境でした。最終学年でも臨床実習ボイコットが多かったため、それを補うつもりで居住地に近い横須賀米海軍病院でエクスターンをしたのが精神医学・精神保健との出会いの始まりでした。

時代はベトナム戦争のさなかでしたから、心の病んだ兵士たちへのアメリカ精神医学のアプローチは、慣れ親しんだドイツ精神医学のそれと比べて、とても新鮮に思えました。

昭和44年に医学部卒業後は、神奈川県の職員として鎌倉保健所をベースに地域精神衛生活動に関与することとなりました。日本での博士論文も英国留学中の修士論文のテーマも精神保健に関するものでした。

20歳で公衆衛生修学生となり、65歳で国立保健医療科学院院長を定年退官するまでの45年間、精神保健に関心を持ち続けて参りましたが、縁あって退官後、神奈川県立保健福祉大学特任教授（精神医学・精神保健担当）で教鞭をとる機会に恵まれました。その後これもまた縁あって社会医療法人城西医療財団ミサトピア小倉病院院長として、精神医療の現場を再体験することとなりました。

本書の内容の多くは、大学での教鞭資料と病院での臨床現場資料を基にしたものです。精神保健学の成書は何冊か書店にありますが、私なりの精神保健学の定義は「精神医学の公衆衛生学的アプローチ」です。

第1章では、精神保健学の基礎として、精神保健の定義や精神医学の特徴について触れ、精神医学の発展や治療法の変遷を俯瞰しました。この中で精神医学の系譜に関しては、さまざまな考え方や分類があることは承知していますが、私なりの考え方で整理してみました。また、今日の精神医療へのインパクトとなった事柄についても触れました。

第2章では、わが国の精神医療・精神保健の歴史を法律や施策の面から振り返りました。そして今日の精神保健医療の根幹をなす「精神保健福祉法」や今日の精神保健医療の現状を考察してみました。そして、これからの精神保健医療はいかにあるべきか、私なりの考え方をまとめました。

第3章では、私たち日本人の精神保健をめぐる多くの問題点の中から、自殺、うつ病、アルコール依存症、そしてタバコ依存症をあげて、WHOの国際的な文献等を踏まえて考察を加えました。日本人の精神保健をめぐる諸問題は、とくに近年多様化してきていますし、ここに取り上げた以外にも重大な問題のあることは承知していますが、それらは専門家・識者に委ねたいと思います。

第4章では、私自身のミサトピア小倉病院での診療体験を踏まえ、同僚であった岸川雄介氏とともに、世界的な精神保健上の問題として浮上している認知症を多角的に検証してみました。第5章では、精神障がい者の人権の問題は大変重いテーマですが、避けて通れない問題として私たちの前に存在しますので、障がい者に対するスティグマを中心に掘り下げて考えてみました。

第6章では、私自身の長きにわたる行政官時代には、保健医療行政上の大きなエポックにいくつか遭遇しましたが、その最中の私自身の思いや、折々にご指導を賜った人々に対する感謝の念を、インタビューの形で編集したものです。

本書は、私自身が精神保健の教育や精神医療の現場、保健医療行政に携わった者としての精一杯の著作であります。ご批判も多々あろうかと思いますし、浅学非才の身であることは重々承知しております。本書書名を「序説」としたゆえんです。

本書を出版するにあたりましては、40年来の友人である粕川継廣氏には大変お世話になりました。第6章の対談でも私の本書への思いを上手くリードしていただけたのも永年の親交の故かと思います。
またへるす出版長谷川恒夫氏には、当初の出版時期を大幅に遅延したにもかかわらず根気強くお待ちいただき、出版をお引き受けいただき感謝申し上げます。本書編集に際しお手数をおかけした同社生源寺啓三氏にも御礼を申し述べさせていただきます。

2017年4月

篠崎　英夫
国立保健医療科学院名誉院長
日本公衆衛生協会理事長

目次

第1章

精神医学と医療の歩み

Ⅰ　精神の健康：精神保健とは

私たちはＷＨＯ憲章の「健康の定義」について学ぶ機会がしばしばあります。これをあらためて見てみましょう。

ＷＨＯ憲章の前文では次のように「健康」を定義しています。

Health is a state of complete physical, mental and social well-being and not merely the absence of disease or infirmity

「健康とは完全な肉体的、精神的及び社会的福祉の状態であり、単に疾病又は病弱の存在しないことではない。」（昭和26年官報掲載の訳文）

この憲章前文に関してはＷＨＯ総会で表現を改変すべきであるという議論も続いています（dynamic state…、とか mental, spiritual and social…といった表現を追記すべき）。また日本語の訳文も改訂すべきという議論もありますが、ここではそれにふれません。

ところでこの健康の定義に関連して、「精神の健康」「精神保健」とはどのようなことをさすのでしょうか。

ＷＨＯでは２００５年に精神保健の増進に関する１冊の出版物を発行しました（Promoting mental health: concepts, emerging evidence, practice : report of the World Health Organization, 2005）。この本は世界の精神保健をめぐる状況の大きな危機的な変化に着目して、各国の医療関係者が精神保健の増進に、より積極的に取り組むべきことを勧告しています。この本の要点を見てみます。

本書「序文」では、次のように述べています。

「ＷＨＯ憲章の掲げた高い理念にもかかわらず、医療の専門家や政策立案者たちは、目の前の病気をもった人たちに夢中になって、健康問題には無関心であった。彼らはまた社会的な変化や環境の変化に目が向いていて、精神保健に関する脅威についてはは気づくことはなかった。これはいずれの国でも同様であった。」として、精神保健にかかわる介入の効果や明確な理念が担保されてこなかったので、医療の専門家や政策立案者に対して、実に多くのことを啓発しなければならず、精神保健の問題については開かれた議論が必要である、と述べています。

そしてKey Messageとして次のようなmental health（精神保健）の主要な要素をまとめています。

(1)　精神的な健康がなければ健康はありえない：これはＷＨＯ憲章の定めた健康の定義と密接に関連するものである。そして、かつて心臓疾患や感染症制御、タバコ制圧のために用いられた目標や公衆衛生学および健康増進の方法などは、精神保健にも同じように適用されるべきであること。

(2)　精神的な健康は精神疾患が存在しない以上の事柄である。すなわち個人・家族・社会にとってきわめて重要な要素である：ＷＨＯではmental healthを定義して、健康な状態とは個人がその能力を十分に発揮することができ、人生の問題を適切に処理することができ、生産的で豊かな労働を可能とし，地域住民として貢献できること，としている。このようなポジティブな意味から精神保健をとらえるならば，個人および社会にとって精神保健は健康の基盤である。精神保健の中心をなす考え方は，文化の違いを超えて広く支持されるべきものである。

⑶　精神保健は社会経済的および環境要因によって決定（左右）される：精神保健および精神疾患は，健康や他の病気と同様，さまざまな影響を及ぼす社会的・精神心理学的・生物学的要素によって決定づけられるものである。精神疾患に関係するもっとも顕著な実証としては，先進工業国と開発途上国において，貧困，低学歴，貧弱な住居，低所得との相関を示している。そのようなハンディのある人たちの脆弱性は，いかなる社会にあっても精神疾患は，そのような要素や危険性の曝露，希望の喪失，社会変化の速さ，暴力や身体疾患罹患のリスクによって説明は可能である。

⑷　精神保健は行動（振る舞い）と関係する：精神的・社会的・行動的な健康問題は，その行動や健康に変化を及ぼす限りにおいて深い関係がある。薬物乱用，暴力，女性や子どもへの虐待といった一方で，他方，心臓疾患，うつ病や不安などがあり，これらが長引く失業，低所得，低学歴，過重労働，性差別，不健康な日常生活，人権侵害といった事柄によってより強く影響し，問題を難しくしている。

⑸　効果的な公衆衛生学的介入によって精神保健は強化される：心臓疾患に関して特定の国々では，特定の医学や治療技術ではなく環境やタバコ，栄養に着目することで，状況は改善した。同じように精神保健に関しても，健康政策や実践の無関心や不在によって影響を受ける

ことを文献は示している。たとえば、住宅や教育、小児保健など。このことは、健康政策や実践の無関心への警告を発していると考えてよい。統合的な連携は精神保健推進の鍵であること。

そして精神保健はすべての人間にかかわる事柄であること、基本的な市民的・政治的・経済的・社会的・文化的権利を尊重し保護することは、精神保健推進の基本であると述べています。

このＷＨＯの本の中で示されているのは、精神保健の定義、すべての個人と社会にとっての精神保健の価値、精神保健を推進するための公衆衛生学的な施策・活動の必要性です。精神保健を学ぶ私たちにとって示唆に富む内容が含まれています。

Ⅱ　精神医学とは

精神医学は psychiatry と英語で表現されます。これは、ラテン語の psyche（心）＋ iatreuo（癒す）の合成語です。精神医学の意味するところは、まさしく「心を癒す」ことが目的です。

そもそも「精神医学」とは、心における現象として現れた障がい（精神障がい）についての医学・治療体系ということができます。すなわち、これらの精神障がいについての原因・症状・治療・予防について扱う医学の一部門です。

1）精神医学の特徴

ところで精神医学は、他の医学とは異なる特徴があります。その特徴を以下のように整理できます（大熊輝雄：現代臨床精神医学［改訂第11版］．金原出版、２００８．）。

(1)　方法論の特徴として、人間は社会的・心理的・実存的な存在であるので、自然科学的方法論と心理学的方法論を用いるため、観察者の主観が入るのを避けられない。
(2)　精神医学領域の疾病には原因不明なものが多く、精神医学の体系もまだ十分に確立されていない。
(3)　精神医学領域では正常と異常、健康と病的の判断をするときに、身体医学よりも社会的基準の関与が大きい。
(4)　治療においては心理的・社会的存在としての人間の回復を必要とするために、身体医学の場合よりも地域医療体系の確立が必要なこと。
(5)　精神医学の関連領域がきわめて広いこと。

2)　対象者による分類

精神医学はすべての人が対象となりますが、その対象者の相違により次のように分けられるのが一般的です。
(1)　対象者の年齢による分類として、児童（小児）精神医学、思春期・青年期精神医学、老年精神医学があります。
(2)　対象者の生活の場による分類として、社会精神医学、地域精神医学、産業精神医学、司法（犯罪）精神医学があげられます。その他、家族精神医学、学校精神医学、宗教精神医学、病跡学などがあげられます。

3）他の医学領域との関連

精神医学は身体的・心理的・社会的存在としての人間を対象とすることから、精神医学の基礎医学としてはきわめて広い医学領域が含まれます。

(1) 生物学的領域としては、神経解剖学、神経病理学、神経生理学、神経科学、神経内分泌学、神経薬理学、遺伝学、行動学があげられます。

(2) 心理学その他の領域としては、精神病理学、神経心理学、心理学、文化人類学、さらには哲学、人間学も含まれます。新たに医学心理学といった新しい医学にも注目すべきです。

その他、人間の病気を心身相関からとらえる心身医学、職場や労働保健の観点から人間の精神のあり方をみようとするメンタルヘルス医学などが、従来の精神医学と並走するような形で発展してきています。

精神医学は狭義の医学から、以上のように人間の心身を総合的にとらえ、そのアプローチの方法もさまざまな角度から検討を加えるような方向に広がってきているといえます。

以上のように精神医学は、精神障がいについての原因・症状・治療・予防について扱う医学です。

精神医学の特徴として、精神医学領域では正常と異常、健康と病的の判断をするときに、身体医学よりも社会的基準の関与が大きい、と私は考えます。言い方を変えれば、社会生活から逸脱してしまう人間を「異常（病気）」ととらえ、その異常をもたらしている背景や病気の原因を追究し、治療の手立てや予防の方法を扱ってきた医学であるともいえます。ところが、この正常と異常といっても、それは人間や社会によっておのおの異なっており、時代によって変化もするような価値観を含む考え方であることも事実です。

「…結局、われわれの意識はノーマルなものを主にして生きていると言ってよいわけですね。しかし、本来、人間の心の全体性はノーマルともう一つアブノーマルの世界が裏側にはりついている。むしろアブノーマルのほうが大きいかもしれない。けれども、それは正常者の、いわゆる健康な日常人の世界からは覆いかくされている。そして、精神科の患者さんとわれわれが接することによって初めて、われわれは異常性のもつ力といいますか、内面性を突きつけられるわけです。…（そのような患者さんは）その人なりに一生をきちんと終えていく人が多いと思います。つまり、精神病院には一歩も入らずに、せいぜい薬を飲みながら外来に通って、その人なりに一生を終えていく、苦労しながらでも丹念な人生を自分で織り上げていく、そういうケースがこれからどんどん増えてくると思います。そういう人の場合、いわば強制によって正常化しようとするのは、その人の人生をかえって不毛にしてしまうもとになりかねません。」（宮本忠雄氏）（飯島衛編：生命の文脈．p.265．みすず書房，1986．）

すなわち、精神医学は正常・異常といった社会的な規範を扱いながらも、個としての人間を対象として、その人がその人なりに人生を送ることができるように支持しながら治療手段を考える医学でもあると私は考えます。

Ⅲ　精神医学の萌芽

1．古代ギリシア・ローマ時代

歴史に記述される以前の古代史においては、精神障がいは神の祟り、悪魔憑きと結びつけていたことが研究者の文献でわかります。また魔術や祈祷によって障がいに対応しており、祈祷師による施療、薬草などが用いられていたと考えられます（シャーマニズム）。シャーマニズム（Shamanism）とは、祈祷師の能力によって成立する宗教や宗教現象の総称。霊界は自然界の上位にあり自然界に影響を与えるとされています。わが国では、巫女と呼ばれる霊媒者が政治や軍事などの諸分野で活躍したことはよく知られています。

古代ギリシア文明では、合理的に説明できない精神現象や生理現象については、超自然的な神の技と考えていました。古代ギリシア世界でも、精神治療と宗教や呪術の境界線はなく、祈祷師や予言者のような呪術的医療に頼っていたといわれています。

そこに紀元前（B.C.）４６０年頃、ヒポクラテス（Hippocrates, B. C. 460頃 -B. C. 377）が登場しました。彼はエーゲ海のコス島に生まれ、医学を学びギリシア各地を遍歴したと伝えられています。ヒポクラテスや彼の医学を継承したヒポクラテス派の医師たちは、医学を祈祷や呪術などから切り離し、臨床と観察を重んじる「経験科学」へと発展させました。

医師の倫理性と客観性については、現在でも『ヒポクラテスの誓い』として受け継がれています。

※『ヒポクラテスの誓い』（訳：小川鼎三）（日本医師会ＨＰから引用）

医神アポロン、アスクレピオス、ヒギエイア、パナケイアおよびすべての男神と女神に誓う。私の能力と判断にしたがってこの誓いと約束を守ることを。

1.この術を私に教えた人をわが親のごとく敬い、わが財を分かって、その必要あるとき助ける。

2.その子孫を私自身の兄弟のごとくみて、彼らが学ぶことを欲すれば報酬なしにこの術を教える。そして書きものや講義その他あらゆる方法で私の持つ医術の知識をわが息子、わが師の息子、また医の規則にもとず《ママ》き約束と誓いで結ばれている弟子どもに分かち与え、それ以外の誰にも与えない。

3.私は能力と判断の限り患者に利益すると思う養生法をとり、悪くて有害と知る方法を決してとらない。

4.頼まれても死に導くような薬を与えない。それを覚らせることもしない。同様に婦人を流産に導く道具を与えない。

5.純粋と神聖をもってわが生涯を貫き、わが術を行う。

6.結石を切りだすことは神かけてしない。それを業とするものに委せる。

7.いかなる患家を訪れる時もそれはただ病者を益するためであり、あらゆる勝手な戯れや堕落の行いを避ける。女と男、自由人と奴隷の違いを考慮しない。

8.医に関すると否とにかかわらず他人の生活について秘密を守る。

9.この誓いを守りつづける限り、私は、いつも医術の実施を楽しみつつ生きてすべての人から尊敬されるであろう。もしこの誓いを破るならばその反対の運命をたまわりたい。

『ヒポクラテスの誓い』は、紀元前の古代ギリシア世界で書かれたので、現代医療とはかけ離れたものだという考え方もありますが、医師の職業的倫理観を示す規範として、今でも尊重されています。ここには患者の生命を尊び、患者の傍らに立ち医療実践をすべきこと、患者の秘密を守ること、といった医学教育の理念が示されています。西欧世界では近代の医師たちの指導理念として継承され、日本でも江戸時代の医師たちによって受け継がれていました。この「誓い」は世界医師会［ＷＭＡ（World Medical Association）］が１９４８（昭和23）年に定めた「ジュネーブ宣言」にも継承されています。

ヒポクラテス派の医師たちは、病気は人間の体液に変調が生じたときに起こるというヒポクラテスの体液理論（粘液、血液、黒胆汁、黄胆汁のアンバランスによって病気が起こる）を唱えました。

ローマ期にヒポクラテスの系譜や理論を継ぐ医師とされて高く評価されてきたのはガレノス（Galenus, 129頃–200頃）でしたが、ガレノスの生きた時代の医療・医師教育の中心地は北アフリカのアレクサンドリアで、ここを中心に彼らは医師を養成していました。そしてガレノスは体液論に基づく水浴療法、瀉血療法などを発展させていきました。

数学・天文学・博物学（動植物学）・政治学・論理学・文学演劇などを研究して「万学の祖」とよばれたギリシアの哲学者アリストテレス（Aristoteles, B. C. 384–322）も、ヘレニズム（Hellenism　古代オリエントとギリシア文明が融合した紀元前のギリシア文化）時代を経てローマ帝国の学術・医療の研究やキリスト教の天動説の世界観に影響を及ぼしました。

その後、キリスト教の隆盛によって医学と信仰の区別が曖昧になっていき、その後の中世ヨーロッパでは宗教的な療法を行う教会や修道院が病院の役割を果たすようになっていきます。

2. 中世ヨーロッパの精神医療

9〜10世紀頃のヨーロッパは「暗黒時代」といわれています。この時代のヨーロッパは農業生産力が低下して都市部の治安も悪化していました。この時代に権勢を振るっていたスコラ派とよばれたキリスト教神学は、それまでの科学的な知識や実証的な知識の進歩を抑圧したゆえに、知識の発展は停滞したので「知の暗黒時代」ともいわれています。

一方、古代ギリシアの哲学や医学が伝播したアラブ世界では、独自の科学的な知識体系が確立されるようになり、アラブ世界との交易や戦争を通じて、キリスト教の規範的文化に覆われたヨーロッパ世界には当時の先端をゆく技術や知識が広まっていきました。

ヨーロッパの「暗黒時代」を象徴する事柄としては、魔女狩りがあげられます。魔女狩りは、宗教的な悪魔崇拝や異端信仰に対する弾圧ということでもあったのですが、共同体の特定の人間を疎外・排除することで住民を抑圧する政治的な意図や神職者による財産の収奪などもあったとされています。カトリック教会の異端審問として行われた魔女狩りが行われたのは、中世の末期（15〜18世紀）であり、それまでの魔女狩りは共同体における民衆による裁判だったといわれます。

この魔女裁判では多くの精神障がい者たちが犠牲になったことを知ることができます。魔女裁判に反対する神職者や思想家もいましたが、共同体の秩序を維持し民衆の不満を逸らすために行われた魔女裁判は、非生産的な異端者を排除するという意味では、精神障がい者の疎外や迫害とも共通した要素があります。実際に幻覚・妄想など重い精神症状をもつ人が魔女裁判にかけられた事例が少なくなかったといわれています。

14～16世紀にまたがるいわゆる「ルネサンス期」には、イタリアなどに精神病院が作られていたという記録はありますが、その実態は今日のような精神科病院とは大きくかけ離れたものだったようです。

その後のヨーロッパ世界には精神医学の領域でみるべき進展はありませんでしたが、フランス革命（１７８９年）を背景として登場したフランスの精神科医フィリップ・ピネル（Philippe Pinel, 1745–1826）の功績についてはよく知られています。

彼は「精神病者の鎖からの解放」として知られる絵画でも著名な精神科医ですが、精神療法家であると同時に、科学的な精神病理学の研究者でもあり、精神疾患の4分法を提唱して精神疾患を科学的に研究すべきことを強調しました。そしてトール精神病院（男性患者）院長のあとサルペトリエール病院（女性患者）で院長をしたときに、鎖につながれていた患者を鎖から解放し、閉鎖病棟の患者の人権保護や処遇改善を実現しました。そして彼は豊富な臨床経験から、精神障がいを「器官の炎症や発熱のない脳の機能異常」と定義しました。彼は植物学者のカール・リンネ（Carl Linne, 1707–78）のカテゴリーによる分類法を精神疾患の分類にも適用したといわれています。１７９５年、パリ大学病理学教授に就任しました。

Ⅳ　近代精神医学の発展

今日に至る精神医学の長い道のりは19世紀に大きな進展をみせます。近代の精神医学は精神病院の中から誕生しましたが、背景にはピネルに代表されるように、18世紀後半からのヒューマニズムの台頭があり、精神障がい者を人道的に処遇しようとする機運が高まりました。また19世紀の前半にかけて、精神障がいの本質に関する激しい論争もありました。これは身体論者（精神障がいを病理学的・疾病論的に解明しようとする考え方）と、精神論者（精神障がいを心の病として心理学的に理解しようとする考え方）の論争でしたが、このことはその後の精神医学の流れを大きく変えていくことになります。

その後の精神医学の系譜をたどるときに、精神医学者の研究を画然と分類するのは容易ではありませんが、大熊輝雄氏（前掲書）の考え方を参考にして、「身体論的精神医学」という考え方と「心理学的・精神論的精神医学」とに分けて、この領域で顕著な業績を示してきた主な医学研究者を取り上げて、今日の精神医学・精神保健学に至る系譜をたどってみます。

1. 身体論的精神医学の系譜

1）グリージンガー

19世紀のドイツの精神医学者グリージンガー（Wilhelm Griesinger, 1817–68）は、「精神病は身体の病（脳の病）である」という考え方に立ちました。精神病者のための施設を短期治療施設と長期治療施設に分け再編成することを強調しました。そして、都市の一般病院や大学病院に精神科のクリニックを新設して通院することを可能にすること、また長期の治療や療養を必要とする人たちのために、精神障がい者のコロニーの建設を提言しました。しかしながら当時の精神医学会の理解は得られず、彼の提言とは裏腹に、国の施設は精神障がい者の隔離施設として巨大化する歴史をたどりました。しかし、その考え方は先駆的なものとして後世に評価されることになります。

2）ウェルニッケ

ドイツの精神神経病学者ウェルニッケ（Carl Wernicke, 1848－1905）は、ブレスラウ大学精神神経科教授を経て１９０４（明治37）年ハレ大学教授。精神障がいは脳の病気であるという器質論者として知られ、グリージンガーの流れをくんだ医学者です。精神神経疾患については、精神反射弓の理論を用いて研究を続け、脳病変の局在学を重視しました。失語症に関しては、分類図式（ウェルニッケ・リヒトハイムの図式）を作り、感覚失語の病巣（左側頭葉、ウェルニッケ中枢）を発見しました。

3）クレペリン

クレペリン（Emil Kraepelin, 1856－1926）は、後述のＳ・フロイトとならび、近代精神医学の基礎を築いたドイツの精神医学者です。病理学のＢ・Ａ・グッデンや実験心理学の創始者Ｗ・Ｍ・ブントに師事しました。その後ドルパート大学の精神科教授、１９１７年にはミュンヘン大学精神医学研究所を設立しました。１８８３年には『Compendium der Psychiatrie』の初版を出版し、その後この教科書は精神医学の定本としての評価を得ました（日本語版『クレペリン精神医学』〈全６巻・西丸四方、他訳・１９８６年～・みすず書房〉）。

クレペリンは、脳神経障害のタイプを内因性精神病として、他の脳疾患から区別し、以下のように２つのグループに分類しました。すなわち、①躁うつ病、うつ病（感情の失調が主な症状で、考え方がおかしくなったり痴呆になったりしない脳病群）、②早発性痴呆症（破瓜病、緊張病、妄想性痴呆症）（考え方や物事をとらえる感覚がおかしくなり、うまく治療しないと痴呆状態に至る脳病群）の２つです。

4）アルツハイマー

アルツハイマー(Aloysius Alois Alzheimer, 1864 -1915）は、アルツハイマー型認知症で知られているドイツの精神医学者。クレペリンのもとでミュンヘン大学で精神医学を学びました。１９０１年に診療した嫉妬妄想・記憶力低下などを主訴とする女性患者の症例を精神医学会に発表、この症例が後に「アルツハイマー病」とよばれる疾患として知られることとなりました。またクレペリンによる精神医学のテキストにも取り上げられ、その後現在に至るまで、アルツハイマー病、アルツハイマー型認知症などの疾患名として残っています。

5）シュナイダー

シュナイダー(Kurt Schneider, 1887 -1967）は、精神分裂病（統合失調症）に関する一級症状で知られているドイツの精神医学者。ベルリンとテュービンゲンで医学を学び、１９３１年にはクレペリンが設立した精神医学研究所に勤務しましたが、当時のナチスによって進められていた優生学研究に反対してここを去りました。第二次世界大戦後には、ハイデルベルク大学医学部長に就任。統合失調症の一級症状とは、他の精神疾患と統合失調症とを区別して記述したもので、「思考化声」など、その訴えの特徴的な形態を基に診断すべきとしました。

またシュナイダーは、精神異常の臨床的分類として、①心的資質の異常な変種（異常な知的素質、異常な人格、異常な体験反応）、②疾病および奇形の結果（ⓐ身体学的〈病因的〉系列として中毒・進行麻痺など、ⓑ心理学的〈症状学的〉系列として意識混濁・認知症・統合失調症など）とに分類しました。この分類はわが国でも広く用いられてきました。

2. 心理学的・精神論的精神医学の系譜

1）シャルコー

シャルコー（Jean Martin Charcot, 1825-93）は、フランスの精神医学者・神経学者。ヒステリー症状の病理学的な記述や研究、催眠療法・暗示療法で知られています。催眠療法・暗示療法を用いて「器質性の麻痺」と「ヒステリー」との鑑別も行いました。フロイトがフランスに留学した際に、ヒステリー治療や催眠療法・暗示療法の指導をしましたが、シャルコーの催眠療法・暗示療法は、フロイトの臨床経験によって「自由連想法」や「無意識の理論」に発展していくことになります。また筋萎縮性側索硬化症（ALS）を発見したことでも知られています。

2）フロイト

フロイト（Sigmund Freud, 1856－1939）は、オーストリアの精神医学者。精神分析学の創始者、精神力動論の提唱者として知られています。神経症・心的外傷の研究、無意識研究をはじめとする研究を行い、精緻な人間観察に基づいた多彩で膨大な症例報告を残しています。とくに多くの人間が意識していない無意識の過程が人間の考えや行動を決定すると論じた「夢判断」を発表して以来、精神医学や心理学に多大な影響を与えてきました。それは精神医学にとどまらず、現代の思想家や哲学者にも、現在でもなお影響を与えています。

3）ブロイラー

ブロイラー（Eugen Bleuler, 1857－1939）はスイスの精神医学者。１９１１年に『早発性痴呆または精神分裂病群 Dementia praecox oder Gruppe der Schizophrenien』を出版し、「精神分裂症」（schizo ＝分裂　phrenia ＝精神）という概念を提示しました。ブロイラーは、クレペリンの「早発性痴呆症 Dementia Praecox」という病名は、この脳疾患の特徴を正確に表現していないということから、「精神分裂病群（groupe von der Schizophrenen）」という病名を提案しました。この本の中で、ブロイラーは、すべての患者が重症の痴呆状態になるわけではなく、すべてが思春期、青年期に発症するわけではないという理由を明確に示しています。ブロイラーが「精神分裂症」という名前を提案したのは、この脳病群に共通する基礎症状は「精神機能の分裂」であると考えたからです。

ブロイラーの「精神機能の分裂」とは以下の４つの基礎症状をいいます。すなわち、①連合弛緩（loosening Association）：連想や思考がまとまらず分裂してしまう、②感情の平板化（blunted Affection）：周りの状況に合わせた豊かな感情の表出ができず、周囲の出来事との間に感情的な分裂が生じる、③両価性（Anbivalence）：感情的な価値判断ができず自分の価値観や感情が分裂してしまう、④自閉（Autizm）：周囲の状況に合わせて思考したり行動できなくなる。

4）アドラー

アドラー（Alfred Adler, 1870－1937）は、オーストリアの精神医学者。アドラーの思想や学問は「優越への意思」「共同体感情」「個人心理学」といった考え方で知られています。また社会精神医学・自我心理学・人間学的心理学など、現代の心理学諸潮流の理論的先駆者ともいわれています。アドラーの心理学的な特質は、人間を分割できない全体として把握し、理性と感情・意識と無意識などの対立を認めないことなどがあげられます。治療技法としては、クライエントとの関係性を重要視し、「目標の一致」「解釈と推量」「課題の分離」「代替案の提示」など、その方法は今日でも意義のある位置を占めています。

5）ユング

ユング（Carl Gustav Jung, 1875－1961）は、スイスの心理学者・精神医学者。ユング心理学の特徴は、個人の経験や情動が抑圧される「個人的無意識」よりも、さらに奥深いところに、人類全体に共有され神話・伝説・昔話のモチーフとなって現れる「普遍的無意識（集合無意識）」を仮定したことです。またフロイトの精神分析学が「父性原理的」な理論をもつのと比較して、ユングの分析心理学は「母性原理的」な理論を基礎にしていることが特徴です。さらにユングは、精神現象の原因を性的要素に求めるフロイトの理論に同意できず、精神病理や夢の内容を個人の過去の経験や記憶に還元してしまう「個人的無意識」の立場に反対しました。

ユングの「普遍的無意識」や「元型（Architypus）」のイメージを前提とする分析心理学は、「ユング心理学」として確立されていきました。１９４８年にはユング派の臨床家を養成するための「ユング研究所」がチューリヒに設立されました。

6）マイヤー

マイヤー（Adolf Meyer, 1866－1950）は、スイスに生まれ、チューリヒ大学で精神医学を学んだ後、フランス、イギリスで学び、その後アメリカに渡りました。アメリカでは神経病理学・精神医学を学び臨床家として活躍しました。アメリカ精神医学の父といわれています。精神障がいを外部刺激に対する不適応として考え、外部の環境要因の変化を重視し、行動科学的な要素をもっています。第二次世界大戦に従軍した後に復員した兵士たちには、戦争神経症としてパニック症状や重篤な神経症がみられることにも注目し、兵士たちに精神分析療法を適用して成果を上げました。

アメリカ（に限らず）では、その後生物学的な根拠に基づいて、脳科学や神経科学、神経生理学、精神薬理学などの発展に加え、抗不安薬や抗うつ薬などの向精神薬の研究開発が進んだことによって、従来の精神分析理論に加えた薬物療法が主流となっていきます。

7）サリヴァン

サリヴァン（Harry Stack Sullivan, 1892－1949）は、アメリカの大学で物理学を学び、その後医学校に学んだ精神医学者。精神医学を対人関係論と位置づけて取り入れたことで知られています。また精神障がいの原因のひとつを幼少期の親子関係の歪みや葛藤に求めました。フロム（Erich Seligmann Fromm, 1900－80）らと並び、「新フロイト派」のひとりとされています。サリヴァンは統合失調症が、脳機能の障害や個人の心理的要因によるのではなく、他者とのコミュニケーションの歪みやストレスの蓄積ととらえました。この考え方は、自然科学的な精神医学だけでは説明のできない部分、すなわち、親子関係やコミュニケーションが人間の人格や精神構造に影響を与えるという今日の精神医学の考え方にも通じるところがあり、今日の精神医学への貢献は小さくはないといわれています。また看護師教育にも多大の貢献をしました。

8）ヤスパース

ヤスパース（Karl Jaspers, 1883－1969）は、ドイツ生まれの哲学者・精神医学者。ハイデルベルク大学の哲学教授に就任しましたが、ヒットラー政権下で職を解任されました。その後1948年から1961（昭和36）年まではバーゼル大学の哲学教授。日本の哲学・精神医学者にも影響を与えました。ヤスパースは、クレペリンやグリージンガーなどの精神病理学は、人間の全体を包括する精神医学としては不十分としました。哲学的思想に基づいた独自の人間理解の考え方を示した『精神病理学原論』（西丸四方訳、みすず書房、1971.）には、豊富な症例と考え方をみることができます。

9）森田正馬

今日の精神医学に影響を与えた医学者としては、日本の精神医学者森田正馬（Morita Masatake, 1874–1938）があげられます。神経症に対する行動療法、「とらわれ」などで知られています。森田は東京帝国大学では呉秀三のもとで学びました。巣鴨病院、東京慈恵会医科大学教授を歴任。森田自身も神経症になった体験から、精神分析学には批判的であり、神経症は、その人の神経質性格（内向的、自己内省的、心配性、完全性など）を基盤にした心の葛藤であると説明しました。そして神経症の治療法とは、不安を取り除こうとするような努力をやめ、そのままにしておく態度を養おうとしました。これが「あるがまま」とよばれる心と生活の態度です。このような森田療法は、対人恐怖などの恐怖症、強迫神経症、不安神経症（パニック障害、全般性不安障害）などを主たる治療の対象としています。さらに慢性化するうつ病やがん患者のケアなどにも有効だといわれています。行動療法は、その後、認知行動療法として発展していきます。

Ⅴ　精神医学における治療法の変遷

ここでは前項の人物を中心とした精神医学の歴史を踏まえ、現代精神医学にも受け継がれている精神疾患の治療法の歴史、すなわち、身体療法・薬物療法、その他の治療法について述べます。

1） 持続催眠療法

後述のクロルプロマジンなどの抗精神病薬が開発される以前の精神医療は、心理療法、ブロム剤やバルビツール酸などの睡眠薬を使った持続睡眠療法が中心でした。重篤な精神疾患患者の興奮や幻覚に対して薬で眠らせて安静にさせるというこの治療法は、19世紀末から20世紀初頭の標準的な治療法のひとつでした。

2） 発熱療法

オーストリアの精神神経医学者ヤウレッグ（Julius Wagner Ritter von Jauregg, 1857 –1940）は、感染症で発熱した精神疾患患者の精神症状が改善したことに興味をもち、神経梅毒の麻痺性痴呆に対するマラリヤ寄生虫接種による発熱療法の研究を始め、これが麻痺性痴呆の治療に効果があることを発見しました「１９１７（大正６）年」。この発熱療法の業績によってヤウレッグは１９２７（昭和２）年にノーベル生理学・医学賞を授与されましたが、発熱療法は神経梅毒に対してのみ有効で、他の精神疾患に広く適用されることはありませんでした。

3） インスリンショック療法

オーストリアの精神科医ザーケル（Manfred Sakel, 1900 –57）は、モルヒネ中毒患者の禁断症状を鎮静する際にインスリンを使用し効果を上げていたので、精神疾患患者の興奮にも効果があるのではないかと考え使用したところ、昏睡状態から覚醒した患者に効果がみられたため、一般的に使われるようになったものです。しかし、治療時の煩瑣さと経済的な理由によりその後あまり用いられることはありませんでした。

4) 電気けいれん療法

頭部の両前頭葉上の皮膚に電極を装着し、通電することによってけいれん発作を起こさせる治療法です。電気ショック療法ともいわれます。この治療法はイタリアの精神科医チェルレッティ(Ugo Cerletti, 1877 -1963) らによって開発されました［１９３８（昭和13）年］。うつ状態・躁状態・興奮状態・強い幻覚や妄想がある状態などに、高い効果・即効性があることが知られています。ただし治療効果が高い反面、かつての治療技術では、患者に苦痛を与えてしまうという欠点がありました。しかしながら、近年、治療技術が大幅に改善され、患者に苦痛のない治療方法として、再び脚光を浴びています。

5) ロボトミー(前頭葉白質切除術)

ロボトミー(lobotomy) とは、ヒトの「前頭葉切除」を意味し、「大脳葉にある神経路を１つ以上分断する」治療法です。ポルトガルの政治家でもあった神経科の医師モニス (Egas Moniz, 1874 -1955) らによって開発された外科療法です。それまでは治療が不能とされた精神疾患が外科の対象になるとされ、一時期は評価を得て１９４９（昭和24）年のノーベル医学・生理学賞を受賞しました。しかし手術の危険性や、患者の人格的な変化、たとえば無気力、抑制力の欠如などの症状が現れたり、当時の治療の方法が人体実験をうかがわせたことから批判を浴びることになり、用いられなくなりました。その背景には、抗精神病薬の開発・発展もありました。

6）脳波の発見（１９２９年）

ドイツの精神科医ベルガー（Hans Berger, 1873－1941）による「脳波」の発見は、精神医学の診断において特筆すべき事柄でした。ベルガーはヒトの頭皮から脳波 Elektro-enzephalogramm（ＥＥＧ）を記録しました［１９２９（昭和４）年］。ベルガーはこの業績によりノーベル医学・生理学賞の候補にあがりました。脳波のα波をベルガー波とよんでいます。彼はてんかん患者の脳波に徐波や発作時の速波を発見し、ヒトの脳から得られる多様な脳波のパターンを記録しました。彼の脳波に関する研究は、その後の神経科学の発展に大きく寄与しました。

7）リチウムの発見（１９４９年）

リチウム含量の多い水が、リウマチや神経痛、てんかん、痛風などに効くということは19世紀から知られていました。リチウムが躁状態を改善することはアメリカの神経科医ハモンド（William Alexander Hammond, 1828－1900）によって確かめられていました。炭酸リチウムは躁状態と抑うつ状態に対する改善効果が高い薬剤として用いられています。

8）クロルプロマジンの登場（１９５２年）

フランスのラボリ（Henri Laborit, 1914－95）は、１９５２（昭和27）年にクロルプロマジンの薬理作用に関する論文を発表しましたが、この論文ではクロルプロマジンを術前の麻酔薬として取り扱っています。クロルプロマジンの生理作用については、強い眠気・意識レベルの低下・周囲への無関心（刺激反応性の低下）などをあげ、精神医学への応用の可能性も示唆していました。そこで、クロルプロマジンが統合失調症の治療薬として使われ始めたことをもって、近代的な精神医療・精神薬理学の嚆矢とされることもあります。インスリンショック療法やロボトミーなどの侵襲的な治療法が主流であった臨床現場に、クロルプロマジンが与えた影響はきわめて大きく、フランスからヨーロッパ全体にまたたく間に広がりました。

9）ハロペリドールの登場（1957年）

ベルギーの薬理学者ヤンセン（Paul Janssen, 1926－2003）が１９５７（昭和32）年に開発したハロペリドール（Haloperidol）（セレネース®、リントン®）は、アンフェタミン（覚醒剤）による運動量昂進に対して拮抗する薬物として発見されたブチロフェノン系の抗精神病薬です。この薬剤はクロルプロマジンの50倍の力価をもっており、幻覚妄想などの陽性症状に効果がありました。統合失調症の治療薬として多く用いられているもののひとつです。統合失調症以外に、躁うつ病、せん妄、ジスキネジア、ハンチントン病、トゥレット障害などにも使用されています。

10）デポ製剤の登場（1966年）

クロルプロマジンが統合失調症の治療薬として導入された後、抗精神病薬のデポ製剤（持効性注射剤・ＬＡＩ；long-acting injection）が開発され、１９６６（昭和41）年には最初のＬＡＩとしてエナント酸フルフェナジンが誕生し、１９６８（昭和43）年にはデカン酸フルフェナジンも登場しました。他の第一世代抗精神病薬のＬＡＩも１９６０～１９７０年代に相次いで開発されました。第一世代抗精神病薬のＬＡＩは、地域精神医学の発展に貢献しました。患者への社会的・精神的支援がコンプライアンスをさらに高めたといわれています。

11) 第二世代抗精神病薬などの登場

その後クロルプロマジンはフェノチアジン系、ハロペリドールはブチロフェノン系薬剤の基本形となって、さまざまな抗精神病薬が開発されていきました。これらを称して「第一世代抗精神病薬」とよんでいます。ところがこれら第一世代の抗精神病薬には錐体外路症状が出やすいという欠点がありました。そこで1990年代に入ると、このような欠点を克服した薬剤が登場してきます。これらを「第二世代抗精神病薬」と総称しています。これらは、①セロトニン2a受容体遮断作用の強いタイプ（リスペリドン、ペロスピロンなど）、②多くの受容体を遮断し、かつドパミンD2受容体への親和性が低いタイプ（オランザピン、クエチアピン）、③ドパミンD2受容体の部分作動薬（アリピプラゾール）とに分けられます。

フェノチアジン系、ブチロフェノン系の薬剤がドパミンD2受容体に親和性があり、このことが統合失調症の病態のひとつにD2受容体を介したドパミン神経伝達の過剰があるのではないかという仮説（ドパミン仮説）があり、これが治療効果に結びついているというものです。しかし、ドパミン仮説で説明がつくのは、幻覚や妄想といった陽性症状の部分であり、発動性の低下、無関心、意欲の欠如といった陰性症状の発現機序には踏み込めていないといわれます（石郷岡純編：特集・向精神薬総まとめ．日本医事新報、No．4709、2014．）。

(1) 今日の薬物療法の注意点をAPA（American Psychiatric Association）が指摘しています。

2種以上の薬物を漫然と処方してはならない。

(2)　認知症疾患のＢＰＳＤに対して第一選択として精神病薬を処方してはならない。
(3)　初期評価とモニタリングなしに精神病薬を処方してはならない（APA NEWS RELEASE. Sep 20, 2013；13-58.）。

Ⅵ　今日の精神医療へのインパクト

1．地域精神医学の登場

前述のＷＨＯの考え方にも示されているように、精神医療の歴史のなかで、地域精神医学（community psychiatry）の考え方が現代では主要な位置を占めています。

地域精神医学は、精神医学の第三次革命とよばれた時代があります（Bellak, L：Handbook of Community Psychiatry. Grune & Stratton, New York, 1964.）。すなわち、18世紀終わりの精神障がい者に対する同情的態度に示される第一次革命、19世紀終わりの精神分析学の登場を第二次革命、そして20世紀半ばを過ぎて現れたのが精神障がい者に対する福祉の重要性を説いた地域精神医学であり、これを第三次革命とするもので、新しい精神医学の概念であるといわれています。

地域精神医学の考え方はアメリカで発展してきました。「１９５０年半ばにアメリカでは、２つの重要な治療傾向が精神医学を劇的にかつ集中的に変化させることになった。すなわち、

１つは効果の高い抗精神病薬（psychoactive drug）の広範囲な利用であり、他は治療的社会(therapeutic community）というスローガンでもっぱら有名になった社会精神医学の発展であった。この２つの治療傾向は、精神医療における施設を中心とした治療モデル（the institutional-based care model）を、地域を中心とした治療モデル a community-based care model へと転換させることになった。」(Greenblatt, M.)。すなわち、病院精神医学から地域精神医学への転換であった。そしてその目的は、新しい環境に上手に適応できる長期在院患者を地域に戻すこと、新入院患者の在院期間を短縮すること、および選択できるいくつかのサービスを地域に用意して患者の入院および再入院を防止することなどにあった。」〈石原幸夫・篠崎英夫：地域精神医学．〈社会精神医学と精神衛生Ⅱ、現代精神医学大系第23巻B〉、p.84、中山書店、１９６９．〉

現代社会で生活するわれわれの人生の途上や生活圏では、精神保健にかかわる多くの問題が存在します。このような問題に対して伝統的な精神医学はとかく精神病院という狭い施設の中での治療ととらえてきましたが、現代社会を生きるわれわれの精神保健の問題と関連させて対象や方法を拡大していくという地域精神医学への転換は、歴史の必然であったともいえます。

またアメリカの精神医学者カプラン（G. Caplan）は、地域精神医学を予防精神医学ともよんでいます。すなわち、第一次予防 primary prevention として環境の改善やコンサルテーション・危機介入をあげて精神障がいの予防、第二次予防 secondary prevention として精神障がいの早期発見と早期治療、第三次予防 tertiary prevention として慢性患者の社会復帰訓練をあげています（Bellak, L.：Handbook of Community Psychiatry. Grune & Stratton, New York, 1964.)。

いずれにせよ病院といった社会から孤立した施設環境の中で治療するだけでなく、コミュニティや患者家族のいる生活環境の中で精神障がいをとらえ、予防・治療へと医療の場を拡大するという方向へと現代の精神医療は変化してきました。

しかしながら地域精神医学を理解するためには、あわせて地域精神保健・福祉サービスのプログラムの存在を前提にする必要があります。それでなければ単なる空論になってしまいます。ここではアメリカでの実際例を見てみます。アメリカではニューヨーク州の精神保健局の精神医学者であったフォアスタンザー（Forstenzer, H. M.）は、地域精神保健サービスとして次の10種をあげています。①退院患者の精神科外来、②一般病院の入院患者サービス、③地域精神病院、④地域精神保健センター（community mental health center）、⑤デイ病院とナイト病院、⑥地域デイセンター、⑦ハーフウェイハウス、⑧保護工場、⑨子どものデイ・治療・訓練センター、⑩情緒障害児の宿泊治療センター。

そして彼のあげた地域精神保健センターは、１９５４（昭和29）年にニューヨーク州で立法化された The First Community Mental Health Service Act により稼働し、その後１９６３（昭和38）年には The Community Mental Health Center Act of 1963が制定されて、全国的規模で community mental health center が誕生して、アメリカにおける地域精神医学活動の実践主体となり、その発展段階で多彩な実践プログラムを展開させることになっていったのです（石原幸夫・篠崎英夫：前掲書、p. 92）。

そしてこのような変化をもたらす先ぶれとなったのが「１オンスの予防は１ポンドの治療に

まさる」といった表現で知られるアメリカのケネディ大統領が議会に送ったいわゆる「ケネディ教書」であるといわれています。これについては次項でふれます。

それでは日本では地域精神医学についてはどのような動きがあったのでしょうか。後述するように、昭和25（1950）年「精神衛生法」の制定は、精神病院への入院を中心とした医療・保護が中心でした。その後昭和40（1965）年の「精神衛生法」の改正では、わが国の精神医療は地域精神医学に向かって政策の転換が行われたといえます。この法改正の際の「精神衛生審議会」の中間答申［昭和34（1959）年］では、わが国では在宅精神障がい者には特別の措置はなされておらず、退院した患者の社会復帰が妨げられてきたとして、「在宅精神障がい者の把握とその指導体制の強化」として、①訪問指導体制（保健所に専門職員を配置）、②精神衛生技術指導体制の確立（中央精神衛生センター・国立精神衛生研究所、地方精神衛生センター、保健所）、「精神障がい者の社会復帰の促進」として、①社会復帰を目的とする医療機関の設置、②職親制度を促進すべきと指摘しました。その他「医療保障の拡大」「精神病床の整備」「精神衛生相談員の充実」をうたっています。

そしてこの法改正によって、通院患者医療費の公費負担が実現し、保健所による在宅患者の家庭訪問指導が進められたのでしたが、保健所での専門従事職員（精神衛生相談員、保健婦など）の不足もあり、公衆衛生サイドの問題と、民間精神病院の急増という問題が相俟って、わが国ではその後地域精神医学のプログラムは低迷した時期が続きました。その後の動きについては第2章にゆずります。

なお参考として、地域精神医学に関連して、社会精神医学という表現もみられますが、地域精神医学と共通する目的をもつものと考えられます。ちなみに日本の学会の基本的な考え方を見てみます。

「社会精神医学は、疫学的手法や社会科学的手法を用いて、社会的文脈からこころの健康問題の予防、疾患の診断・治療・リハビリテーション、社会保障制度のあり方等の研究を学際的に行う精神医学の一分野です。それは精神保健学、地域精神医学、精神障害リハビリテーション学、産業精神医学、文化精神医学、司法精神医学等の学問分野と広く重なり、さらには看護学、心理学、社会学、教育学、公衆衛生学等多くの関連学問分野と関心を共有しています。」（日本社会精神医学会ホームページより）

2. 脱施設化の動きとケネディ教書

１９６０（昭和35）年にアメリカ大統領となったジョン・Ｆ・ケネディ（John Fitzgerald Kennedy, 1917–63）は、就任後すぐに精神医療の改革に乗り出しました。１９６３（昭和38）年には「精神病および精神薄弱に関する教書」（Special Message to the Congress on Mental Illness and Mental Retardation いわゆる「ケネディ教書」）を発表しました。

この教書では、精神病者の医療に従来にはみられなかったまったく新しい施策と方針を打ち出すために、国家的精神衛生対策を提案したものとして位置づけられており、その後の世界の精神医療に大きなインパクトを与えることになりました。「教書」では、全米で多くの患者を職員の不足した施設に詰め込んでいて、人的にも経済的にも大きな損失であることを指摘しています。そして医学的知識と社会の理解が十分に活用されれば、精神障がい者は健全で建設的な社会適応が可能であるとして、精神分裂病（統合失調症）でも3人のうち2人は治療可能であり、6か月以内に退院させることができるといった実証的なデータを示しました。その施策のひとつが「脱病院化」、すなわち在宅での治療や社会復帰を促す方向に予算と人材資源を使う方向づけでした。

その後の「脱病院化」に関しては、地域支援策の不足など、さまざまな批判や曲折はあったものの、この「教書」は精神医療のその後を大きく変えていったものとして画期的な内容を含んでいました。もっともアメリカでは、20世紀に入ってからの調査や運動は、すでに病院外での生活に意義を見出していて、人道的な措置として脱入院（脱病院）が構想されており、脱入院化の萌芽を見出すことができます。

3. 精神障がいの分類の標準化（ICD）

精神障がいを分類するためには、精神障がいの発生に関する基礎理論が必要とされますが、成因が未だ解明されていない精神障がいも多く、成因については国や学派によっても異なっています。一方では精神医学的疫学の進歩や薬物治療の効果の比較なども行われるようになってきたことを背景に、国際的な精神障がい分類体系が求められてきました。

ICD（International Statistical Classification of Diseases and Related Health Problems）は、日

本では「国際疾病分類」とよばれています。ＩＣＤは明治33年に国際統計協会により制定されましたが、これをＷＨＯが引き継ぎ、医学の進歩や社会の変化に応じてほぼ10年ごとに修正が行われ、これまで9回の改訂をしています。ＩＣＤ－10には約1万4、000の分類項目があります。異なる国や地域から、異なる時点で集計された死亡や疾病のデータの体系的な記録、分析、解釈および比較を行うため、世界保健機関憲章に基づき、世界保健機関（ＷＨＯ）が世界各国の学者の協力のもとに作成した分類です［1977（昭和52）年］。現在、日本ではＩＣＤ－10（2003）に準拠した「疾病、傷害及び死因分類」を作成し、医学的分類として医療機関における診療録の管理等に活用されています。

またＩＣＤとは別に、アメリカ精神医学会では「診断・統計マニュアル Diagnotic and Statistical〈ＤＳＭ〉」として独自に精神疾患分類を作成しています。ＤＳＭは操作的診断基準(operational diagnostic criteria）と称されるもので、たとえば、「診断を下すには、以下の基準の3つ又はそれ以上が過去12か月に存在する事」というように明確な基準を設けたものです。病因論などには踏み込まず、精神症状を論理的推察と統計学的要素を取り入れ分類したもので、医師の主観をできるだけ排除するように作られています。ただし、だからといって機械的にするものではなく、米国精神医学会が指摘しているように、十分な研修が必要です（樋口輝彦、他編：今日の精神疾患治療指針．医学書院、2012.）。

ＩＣＤ－10では、精神医学については、第5章Ｆ．「精神及び行動の障害 Mental and Behavioural Disorders」として次のように分類され、おのおのの分類の下位に疾患名が分類されています。（2018年度には、ICD-11として改訂される予定である。）

［ICD10　F00-F99］

F00-F09　症状性を含む器質性精神障害

F00　アルツハイマー病の認知症

F01　血管性認知症

F02　他に分類されるその他の疾患の認知症

F03　詳細不明の認知症

F04　器質性健忘症候群、アルコールその他の精神作用物質によらないもの

F05　せん妄、アルコールその他の精神作用物質によらないもの

F06　脳の損傷及び機能不全並びに身体疾患によるその他の精神障害

F07　脳の疾患、損傷及び機能不全による人格及び行動の障害

F09　詳細不明の器質性又は症状性精神障害

F10-F19　精神作用物質使用による精神及び行動の障害

F10　アルコール使用〈飲酒〉による精神及び行動の障害

F11　アヘン類使用による精神及び行動の障害

F12　大麻類使用による精神及び行動の障害

F13　鎮静薬又は催眠薬使用による精神及び行動の障害

F14　コカイン使用による精神及び行動の障害

F15　カフェインを含むその他の精神刺激薬使用による精神及び行動の障害

F16　幻覚薬使用による精神及び行動の障害

F17　タバコ使用〈喫煙〉による精神及び行動の障害

F18　揮発性溶剤使用による精神及び行動の障害
F19　多剤使用及びその他の精神作用物質使用による精神及び行動の障害

F20－F29　統合失調症、統合失調症型障害及び妄想性障害
F20　統合失調症
F21　統合失調症型障害
F22　持続性妄想性障害
F23　急性一過性精神病性障害
F24　感応性妄想性障害
F25　統合失調感情障害
F28　その他の非器質性精神病性障害
F29　詳細不明の非器質性精神病

F30－F39　気分［感情］障害
F30　躁病エピソード
F31　双極性感情障害〈躁うつ病〉
F32　うつ病エピソード
F33　反復性うつ病性障害
F34　持続性気分［感情］障害
F38　その他の気分［感情］障害
F39　詳細不明の気分［感情］障害

F40－F48　神経症性障害、ストレス関連障害及び身体表現性障害
F40　恐怖症性不安障害
F41　その他の不安障害
F42　強迫性障害〈強迫神経症〉

F43　重度ストレスへの反応及び適応障害
F44　解離性［転換性］障害
F45　身体表現性障害
F48　その他の神経症性障害

F50-F59　生理的障害及び身体的要因に関連した行動症候群
F50　摂食障害
F51　非器質性睡眠障害
F52　性機能不全、器質性障害又は疾病によらないもの
F53　産じょく〈褥〉に関連した精神及び行動の障害、他に分類されないもの
F54　他に分類される障害又は疾病に関連する心理的又は行動的要因
F55　依存を生じない物質の乱用
F59　生理的障害及び身体的要因に関連した詳細不明の行動症候群

F60-F69　成人の人格及び行動の障害
F60　特定の人格障害
F61　混合性及びその他の人格障害
F62　持続的人格変化、脳損傷及び脳疾患によらないもの
F63　習慣及び衝動の障害
F64　性同一性障害
F65　性嗜好の障害
F66　性発達及び方向づけに関連する心理及び行動の障害
F68　その他の成人の人格及び行動の障害
F69　詳細不明の成人の人格及び行動の障害

F70-F79　知的障害〈精神遅滞〉

F70　軽度知的障害〈精神遅滞〉
F71　中等度知的障害〈精神遅滞〉
F72　重度知的障害〈精神遅滞〉
F73　最重度知的障害〈精神遅滞〉
F78　その他の知的障害〈精神遅滞〉
F79　詳細不明の知的障害〈精神遅滞〉

F80-F89　心理的発達の障害
F80　会話及び言語の特異的発達障害
F81　学習能力の特異的発達障害
F82　運動機能の特異的発達障害
F83　混合性特異的発達障害
F84　広汎性発達障害
F88　その他の心理的発達障害
F89　詳細不明の心理的発達障害

F90-F98　小児〈児童〉期及び青年期に通常発症する行動及び情緒の障害
F90　多動性障害
F91　行為障害
F92　行為及び情緒の混合性障害
F93　小児〈児童〉期に特異的に発症する情緒障害
F94　小児〈児童〉期及び青年期に特異的に発症する社会的機能の障害
F95　チック障害
F98　小児〈児童〉期及び青年期に通常発症するその他の行動及び情緒の障害

F99-　詳細不明の精神障害

なお以下に「ICD」の全体像を参考までに掲げておきます。

ICDの全体像

章とコード	
I	感染症及び寄生虫症（A00—B99）
II	新生物〈腫瘍〉（C00—D48）
III	血液及び造血器の疾患並びに免疫機構の障害（D50—D89）
IV	内分泌、栄養及び代謝疾患（E00—E90）
V	精神及び行動の障害（F00—F99）
VI	神経系の疾患（G00—G99）
VII	眼及び付属器の疾患（H00—H59）
VIII	耳及び乳様突起の疾患（H60—H95）
IX	循環器系の疾患（I00—I99）
X	呼吸器系の疾患（J00—J99）
XI	消化器系の疾患（K00—K93）
XII	皮膚及び皮下組織の疾患（L00—L99）
XIII	筋骨格系及び結合組織の疾患（M00—M99）
XIV	腎尿路生殖器系の疾患（N00—N99）
XV	妊娠、分娩及び産じょく〈褥〉（O00—O99）
XVI	周産期に発生した病態（P00—P96）
XVII	先天奇形、変形及び染色体異常（Q00—Q99）
XVIII	症状、徴候及び異常臨床所見・異常検査所見で他に分類されないもの（R00—R99）
XIX	損傷、中毒及びその他の外因の影響（S00—T98）
XX	傷病及び死亡の外因（V01—Y98）
XXI	健康状態に影響を及ぼす要因及び保健サービスの利用（Z00—Z99）
XXII	特殊目的用コード（U00—U99）

（出典：衛生行政大要．改訂24版，日本公衆衛生協会，2016. 3.）

第2章
日本の精神保健と精神医療の歩み

冒頭で日本の精神保健と精神医療の歴史を振り返ってみましょう。

わが国の精神保健に関する初めての法律としては明治33（1900）年の「精神病者監護法」があげられます。この法律が制定されるに至る背景には、いわゆる相馬事件があったといわれています。この事件は、旧相馬藩主の相馬誠胤（そうまともたね）が、家督相続後に精神変調をきたしたために居室に監禁されたのですが、これをお家乗っ取りの陰謀、と指弾した旧家臣らが告発したことが契機となって騒動が始まり、誠胤の死後も騒動は続きました。

この事件を契機として、「精神病者監護法」が制定されたのでした。この法律は、精神障がい者が当時は路上に生活していたりしたので、明治政府が列強に負けないように遅れをとらないためにも、家族の責任で精神障がい者を「私宅監置」という名目で家に閉じ込めておけと法律で決めたものです。これは国の法律で精神障がい者を積極的に自宅監禁の方向にせしめたものので、世界にも例がないものです。この法律や自宅監禁の事実は海外にも報道されるところとなり、日本の精神障がい者は無保護の状態にあるとして、海外からの非難を浴びることになりました。

その後、呉秀三（1865-1932）らが私宅監置の廃絶を訴えたことが契機となって、大正8（1919）年には「精神病院法」という法律ができました。これは精神障がい者の医療に関しては、国や道府県の責任で行うため、公立の精神病院を作ることを定めた法律でした。しかし戦争が長期化することなどが原因となって予算措置が十分になされず、しかも精神病院での食糧難などもあり、精神障がい者に対する処遇は不十分なまま第二次世界大戦の終戦を迎えます。しかしながら「精神病院法」制定から100年近くが経過したのに、未だに数県で公立の精神病院が設置されておらず、精神医療の公的な施策を推進するに際しては問題だと思います。

第二次世界大戦後、昭和25（1950）年には、日本で占領政策を推し進めていた連合軍最高司令官総司令部GHQ（General Headquarters）の指導によって「精神衛生法」ができました。この法律によって措置入院制度ができ、精神障がい者を積極的に病院で治療するという流れができました。ところが昭和39（1964）年にライシャワー事件が起こります。これはアメリカの大使が統合失調症の患者に刺されるという事件でした。「精神衛生法」改正の機運が高まり、地域で精神保健活動を進めるという方向になっていたのですが、この事件を契機として新聞報道等の影響もあって世論が変わり、皮肉にも保健所が地域の精神障がい者を発見して精神病院に入院させる、という方向になっていったのでした。

昭和62（1987）年になって、宇都宮病院事件が起こります。それを契機として、精神障がい者の人権を守るという方向性を取り込んで「精神保健法」が成立しました。

平成5（1993）年になって「障害者基本法」ができました。そして行政的にも身体障害・精神障害・知的障害の3つを合わせて、障がい者を1つに統合する部局として厚生省大臣官房障害保健福祉部が創設されました。

その後平成7（1995）年には「精神保健福祉法」が制定されて、精神保健に福祉という考え方が取り込まれたのでした。平成9（1997）年には「精神保健福祉士法」ができました（ちなみに私が精神保健福祉部長のときです）。その後平成17（２００５）年には「障害者自立支援法」ができました。平成24（２０１２）年には、「精神保健福祉法」の改正が行われました。

以下、これらの法律を中心に、さらに詳細に精神保健医療の歴史をたどってみます。

Ⅰ　明治以前

明治以前の精神医療は、仏教寺院を中心とした障がい者の治療や保護が中心とされていました。その代表的な寺院などについてふれますが、実際にはこのほかにも多くの寺院などが活動していたものと考えられています。

精神障がい者に対する処遇や市民の対応に関しては、京都の岩倉大雲寺の歴史がよく引き合いに出されます。この岩倉大雲寺は、平安時代、後三条天皇の娘が精神障がいを患い、この寺院の泉の水を飲んだところ治癒したという伝説にルーツがあるといわれています。その後日本全国にこの話が伝わり、全国から岩倉大雲寺に多くの人がお参りに来て、その水を飲んだところから有名になりました。お寺の周辺には宿泊施設ができるようになり、その後これは保養所と名前を変えて、昭和の初めにはお寺の周辺に10件ほどの保養所がありました。ここは長期の療養所となり患者が比較的自由に療養をしていたとされています。地域住民との関係も比較的良好であったようです。

兵庫県丹波市の岩龍寺は、精神障がい者の滝治療の場としてよく知られていたようです。ここには寺院設立以前から患者の治療が行われていたという記録があります。また寺院の近くにはその後患者を治療する施設が建てられました。いずれも滝に打たれる治療を中心にしたもので、地域の中で寺院を中心とした患者の保養施設として存在していたことが特徴です。富山の大岩山日石寺も滝に打たれる荒行で「六根」を清めるという信仰があり、精神障がい者も対象になっていたようです。

東京の高尾山薬王院でも滝治療を中心とした治療が行われていました。記録では明治中頃から滝修行といった修行で患者を治療していました。高尾山中にはいくつもの滝があり、その後周辺には保養のための宿舎が建てられていきました。明治から大正にかけて多くの旅館や保養施設が高尾山の近くにありました。

Ⅱ　明治から第二次大戦前まで

明治8（1875）年の京都癲狂院（てんきょういん）、明治12（1879）年の東京癲狂院についてふれます。

京都癲狂院は、日本で最初の公立精神病院です。京都府は岩倉大雲寺における加持祈祷に頼る精神障がい者の治療法の改善の手段として、精神病院設置を計画し、京都府立療病院の医師らが、南禅寺内に仮癲狂院を設け岩倉大雲寺などの患者を収容したものです。

東京癲狂院の前身の養育院は、明治５（１８７２）年、明治政府樹立後の内戦や廃藩置県による混乱によって生まれた浮浪者や病人を収容することを目的として東京府によって作られましたが、収容者の多くが精神障がい者であったために、上野に東京府癲狂院を設立しました。その後この病院は東京府巣鴨病院となり、明治34（１９０１）年には東京帝国大学精神病理学講座教授・呉秀三が巣鴨病院院長を兼任し、病院改革を始めることになります。この改革は画期的なものであり、わが国の精神医療を大きく変える契機となっていきます。ちなみにこの改革の要点は、拘束具を使用禁止とし、それらをすべて焼却処分しました。また職員や家族が付き添い、患者の病院構内での活動を自由にし、旧態依然の考え方をもつ職員を更迭して看護職員の技術の向上と意識の刷新を図ったり、患者の処遇改善と治療方針の刷新、作業療法を活用するといった改革を行いました。この病院は、昭和18（１９４３）年に都立松沢病院となります。

明治33（１９００）年には先述の「精神病者監護法」が施行されます。これは、私宅監置を許可制としたものです。呉秀三は、その著書『精神病者私宅監置ノ実況及ビ其統計的観察』［１９１８（大正7）年］で、「我邦十何万ノ精神病者ハ実ニ此病ヲ受ケタルノ不幸ノ外ニ、此邦ニ生レタルノ不幸ヲ重ヌルモノト云フベシ」と書いています。このように、座敷牢や野放図な収容施設の劣悪な生活状況を改革すべく行われたものでした。

呉らの運動は議会を動かし、精神障がい者の医療を国の責任で行うための「精神病院法」が大正８（１９１９）年に制定されました。この法律は国および道府県に精神病院の設置を促進することを求めたものでした。この規定は現在でも継承されており、「精神保健及び精神障害に関する法律」では、「都道府県の知事は、精神科病院を設置しなければならない」（昭和25年法律123号第19条）とあります。ところが未だに精神病院を設置していない県があります。

Ⅲ 第二次大戦後から今日まで

1. 「精神衛生法」の制定

戦前の「精神病者監護法」と「精神病院法」を廃止して引き継いだのが昭和25（1950）年に制定された「精神衛生法」です。私宅監置の廃止、措置入院制度、同意入院制度の導入といった現代の精神医療に引き継がれる制度を定めたところに大きな意義があります。

「精神衛生法」のいくつかの特徴をあげてみます。

①精神病院の設置を都道府県に義務づけ、設置病院に変わる施設として指定病院制度を創設した。

②一般人からの診察および保護の申請、警察官・検察官・矯正保護施設の長の通報制度を設けた。

③保護義務者の制度を設けた。

④措置入院の制度を設け、費用を公費で負担することとした。

⑤保護義務者の同意による入院、精神障がい者の診断に時日を要する場合の仮入院・仮退院

制度を設けた。
⑥自傷他害の恐れのある精神障がい者で、入院を要するが、ただちに精神病院に収容できない事情がある場合、保護義務者は、都道府県知事の許可を得て精神病院以外の場所で、「保護拘束」することができるとした。
⑦「保護拘束」として許可されたもののほかは、精神病院・精神科病室・その他法律によって収容することを求められている施設以外に収容することを禁止した。
⑧精神薄弱者、精神病質者も対象とした。
⑨発生予防、国民の精神的健康の保持向上の考えを取り入れ、精神衛生相談所や訪問指導が規定された。
⑩官庁と専門家との協力による精神保健行政の推進を図るため精神衛生審議会を新設した。
⑪精神衛生鑑定医制度を新設した。

2. 1960年代精神病院建設ブームとライシャワー事件・「精神衛生法」一部改正

欧米では1960年代から「施設から地域へ」という精神医療の大きな流れがみられていましたが、日本ではこの「精神衛生法」の制定以来、皮肉なことに精神病院への隔離収容が促進されることになり、精神病院が大増設されました。昭和30（1955）年時点で4・4万床であったものが、昭和45（1970）年時点の15年間で25万床へと病床は加速度的に増えたのです。

昭和39（１９６４）年、親日家のライシャワー在日米国大使が統合失調症の少年に大腿部を刃物で刺された事件が発生しました。翌年の昭和40（１９６５）年の精神衛生法の改正に向けて準備の時期であり、アメリカの地域精神医学の影響を受けて、保健所を地域精神衛生の第一線の機関に位置づけ、精神衛生センターを技術援助機関としていましたが、この事件を契機にマスコミ等の論調ががらりと変わってしまいました。その結果、わが国の精神衛生対策は地域中心から施設中心へと変容してしまい、今日の長期入院問題につながっていったのです。昭和40（１９６５）年の「精神衛生法」の一部改正の要点は以下の通りです。

①保健所が地域の精神保健行政の中心として訪問指導や相談事業を担う機関として位置づけた。
②通院医療費の公費負担制度が始まった。
③緊急措置入院制度が設置された。
④警察官、検察官、保護観察所長および精神病院の管理者について、精神障がい者に関する通報・届出制度を強化した。

3. 宇都宮病院事件・「精神衛生法」一部改正

昭和58（１９８３）年に宇都宮病院事件が大きな話題になります。これは栃木県宇都宮市の報徳会宇都宮病院で看護職員らの暴行によって患者2名が死亡した事件です。宇都宮病院は、他の精神科病院で対応に苦慮していた患者を受け入れてきた病院であったといわれています。

事件以前から「看護人による診療行為」「虐待」「ベッド数を上回る患者の入院」といった違法行為が行われていたとされ、それが患者の死亡事故がきっかけとなって明らかにされたものでした。当時の国会でも問題視され、国連人権委員会などの国際機関でも日本の精神医療の人権侵害が取り上げられたのでした。

そして、昭和62（１９８７）年には「精神衛生法」の改正法である「精神保健法」（現 精神保健及び精神障害者福祉に関する法律）が成立し、翌年施行されました。この法律は、精神障がい者本人の意思に基づく任意入院制度を創設するなど画期的な内容をもつものでした。

4.「精神保健法」の制定・社会復帰の促進と人権擁護への配慮

精神障がい者の人権に配慮した適正な医療および保護の確保と精神障がい者の社会復帰の促進を図る観点から、「精神衛生法」が改正され、「精神保健法」として制定され、昭和63（１９８８）年７月に施行されました。その改正の要点は次の通りです。

①国民の精神的健康の保持増進を図る観点から「精神保健法」とした。
②任意入院制度の新設。
③入院時等における書面による権利の告知制度、精神医療審査会制度を設けた。
④新たに精神保健指定医制度を設けた。
⑤入院の必要性や処遇の妥当性の審査。
⑥精神科救急に対応するために応急入院制度を設けた。

⑦精神病院に対する厚生大臣による報告徴収、改善命令規定を設けた。
⑧精神障害者社会復帰施設（精神障害者生活訓練施設、精神障害者授産施設）に関する規定を設けた。

5. 1983～1992年国連《障害者の10年》

「国連・障害者の10年」について述べます。1982年（昭和57）に開催された第37回国連総会は、1981（昭和56）年に定めた「国際障害者年」の趣旨をより具体的なものとするため、12月3日「障害者に関する世界行動計画」を採択しました。同時に、この計画の実施を推進するため、1983（昭和58）年から1992（平成4）年の10年間を「国連・障害者の10年」と宣言したのです。

日本においても、こうした国連の動きを踏まえて、昭和61（1986）年には「国際障害者年」の関連行事が行われました。政府の国際障害者年推進本部は、わが国の国内行動計画である「障害者対策に関する長期計画」を決定しました。それらはさまざまな精神障がい者の施策に反映されました。「国連・障害者の10年」は平成4年末で終了しました。

これに関連して国連等では、1992年4月、北京で行われた国連アジア太平洋経済社会委員会（ESCAP）の第48回総会において、1993（平成5）年から2002（平成14）年までの10年間を「アジア太平洋障害者の10年」とし、アジア太平洋地域においては、さらに「障害者の10年」を継続し、障がい者対策の推進を図っていくことになりました。

6.「障害者基本法」の統合的な視点

平成５（１９９３）年に制定された「障害者基本法」とは、障がい者施策全般の基本的事項を定めた法律で、対象となる障害を「身体」・「知的」・「精神」に分けて、国や地方自治体などの義務・責任を明確にしたうえで、障がい者の自立と社会参加を促進するため、医療・教育・年金・雇用・生活環境の整備など、障がい者施策全般の基本事項を定めています。この法律の前身は昭和45（１９７０）年に制定された「心身障害者対策基本法」であり、障がい者を取り巻く社会情勢の変化に対応するために「障害者基本法」に名称が変更されました。

「障害者基本計画」とは「障害者基本法」に従い、政府が障がい者の福祉および、障害の予防に関するさまざまな施策を総合的に推進するための基本計画です。この計画に準じて、都道府県および市区町村などの地方公共団体でも、それぞれ都道府県障害者計画、市町村障害者計画を策定しなければならないとされています。平成７（１９９５）年に「障害者プラン」として策定され、その後平成14年に、「社会のバリアフリー化」「利用者本位の支援」「障害を踏まえた施策の展開」「総合的・効果的な施策の推進」という４つの視点から新たな「障害者基本計画」が策定されました。

7.「精神保健福祉法」の成立・自立と社会経済活動への参加

「障害者基本法」の成立により、それまで障がい者としての枠におさめられていなかった精神障がい者も障がい者として明確に位置づけられることになりました。そこで、「精神保健法」

は、平成7年に「精神保健及び精神障害者福祉に関する法律（精神保健福祉法）」と改正され、法律の目的に、「社会復帰の促進及びその自立と社会経済活動への参加の促進」という要素が明確に加わりました。

強制的入院は減少しましたが、入院患者数は33万人となお多く、数万人は保健福祉施策が整えば社会復帰が可能と考えられたことで、初めて「福祉」に関する項目と事業が明確化されました。また、その前年に「地域保健法」が成立していたことにより、病院から自宅に戻る際に地域との連携事業ができるようにもなりました。この精神保健福祉法により、以下のことが定められました。

①精神障害者保健福祉手帳制度の創設。
②社会復帰施設として、生活訓練施設（援護寮）、授産施設、福祉ホーム、福祉工場の4施設類型の規定を法律上明記。
③正しい知識の普及や相談指導等の地域精神保健福祉施策の充実。
④市町村の役割の明記。
⑤指定医制度の充実、入院時の告知義務の徹底。
⑥公費負担医療の保険優先化。

8. 「障害者プラン（ノーマライゼーション7か年戦略）」の策定

平成7（1995）年12月の障害者対策推進本部（本部長：内閣総理大臣）において、平成

8年度を初年度とし、平成14年度までの7か年を計画期間とする「障害者プラン（ノーマライゼーション7か年戦略）」が決定されました。関係19省庁により構成される障害者対策推進本部においては、平成5（1993）年3月に、同年から平成14（2002）年までを計画期間とする「障害者対策に関する新長期計画」を策定していましたが、この障害者プランは、新長期計画をさらに具体的に推進していくために、グループホーム・福祉ホームの整備、ホームヘルパーの増員等障害者の生活を支える基幹的な事業について数値目標を設定するなど、具体的な施策目標を明記しました。

「障害者プラン」は、高齢者施策の新ゴールドプラン、児童家庭対策としてのエンゼルプランに加えて、障害者プランがスタートすることになり、保健福祉施策の3つのプランができ上がり、保健福祉施策の強力かつ計画的な推進が可能となりました。

このような一連の流れを経て、高齢者、児童家庭のプランと合わせて3つのプランが出そろうに至ったものです。なお、厚生省の「組織の整備」についても、平成8年度に大臣官房に「障害保健福祉部」を設置することになりました（初代部長・篠崎英夫）。

「障害者プラン」の骨格については、リハビリテーションとノーマライゼーションの理念を踏まえ、次の7つの視点から施策の重点的な推進を図ることとしました。

①地域で共に生活するために

・住まい（公共賃金住宅、グループホーム等）や働く場（授産施設等）の確保

・障害児の地域療育体制の構築

・精神障害者の社会復帰・福祉施設の充実
・介護サービス（ホームヘルパー、入所施設等）の充実
・移動やコミュニケーション支援など社会参加の促進
・難病を有する者への介護サービスの提供
②社会的自立を促進するために
・各段階ごとの適切な教育の充実
・法定雇用率達成のための各種雇用対策の推進
・第三セクター重度障害者雇用企業等の設置促進
③バリアフリー化を促進するために
・車いすがすれ違える幅の広い歩道の整備
・公共交通ターミナルにおけるバリアフリー化の推進
・高速道路等のSA・PAおよび「道の駅」における障害者への配慮
・公共性の高い民間建築物、官庁施設のバリアフリー化の推進
④生活の質（QOL）の向上を目指して
・福祉用具等の研究開発体制の整備
・情報通信機器等の研究開発・普及
・情報提供、放送サービスの充実、スポーツ、レクリエーション振興
⑤安全な暮らしを確保するために

・手話交番の設置、手話バッチの装着の推進
・ファックス１１０番の整備
・災害時の障害者援護マニュアルの作成・周知
⑥心のバリアを取り除くために
・交流教育の推進
・ボランティア活動の振興
・精神障害者についての社会的な誤解や偏見の是正
⑦わが国にふさわしい国際協力・国際交流を
・ＯＤＡにおける障害者への配慮、国際協調の推進

9.「精神保健福祉士法」（ＰＳＷの国家資格化）

精神医療の場では、精神科ソーシャルワーカー(PSW：psychiatric social worker）が活動してきましたが、平成９（１９９７）年に成立した「精神保健福祉士法」によってＰＳＷは国家資格となりました。精神科病院などの医療機関や精神障がい者の社会復帰を支援する施設において、社会復帰に関する相談に応じたり、日常生活に適応するための訓練や援助を行う職種です。他職者と連携しながら地域や医療機関との橋渡しなども行います。精神保健福祉士国家試験に合格し、登録した者のみが「精神保健福祉士」と称することができます。制定後認知度が上昇し、需要が高まっています。この職種のさらなる活躍が期待されています。

10.「新障害者プラン」策定、精神分裂病を統合失調症に

「新障害者基本計画」は、「障害者基本法」第7条の2第1項に基づく法定計画として、平成14（2002）年12月に閣議決定されたもので、計画期間は平成15年度から平成24年度までの10年間でした。この新基本計画は、平成8（1996）年に策定された基本計画における「リハビリテーション」と「ノーマライゼーション」の理念を継承するとともに、障害の有無にかかわらず、国民誰もが相互に人格と個性を尊重し支え合う「共生社会」の実現を目指しているのが特徴です。また施策推進の基本的な方針として、「社会のバリアフリー化」、「利用者本位の支援」、「障害の特性を踏まえた施策の展開」、「総合的かつ効果的な施策の推進」という4つの横断的視点を取り上げました。さらに重点的に取り組むべき4つの課題として、「活動し参加する力の向上」、「活動し参加する基盤の整備」、「精神障害者施策の総合的な取組」、「アジア太平洋地域における域内協力の強化」を掲げました。

そして、新障害者プランを推進していくためには、各自治体において、具体的な数値目標を設定した新障害者計画を策定し、その達成に向けて施策を推進していくことを重視したのでした。

なお日本精神神経学会は平成14年8月に、昭和12（1937）年から使われてきた「精神分裂病」という病名を「統合失調症」に変更することに決めました。これに伴って、「精神保健福祉法」にかかわる公的文書や診療報酬のレセプト病名に「統合失調症」を使用することとなり、この年に各都道府県・政令都市にその旨を通知したことも特記しておきたいと思います。

11．「障害者自立支援法」の制定

平成17（2005）年に制定された「障害者自立支援法」は、障害者の地域生活と就労を進め、自立を支援する観点から、「障害者基本法」の基本的理念にのっとり、これまで障害種別ごとに異なる法律に基づいて自立支援の観点から提供されてきた福祉サービス、公費負担医療等について、共通の制度の下で一元的に提供する仕組みを創設することとしたものです。自立支援給付の対象者、内容、手続き、地域生活支援事業、サービスの整備のための計画の作成、費用の負担等を定めるとともに、「精神保健福祉法」等の関係法律についても改正を行いました。

「障害者自立支援法」の概要は次の通りです。

①給付の対象者：身体障害者、知的障害者、精神障害者、障害児。

②給付の内容：ホームヘルプサービス、ショートステイ、入所施設等の介護給付費および自立訓練（リハビリ等）、就労移行支援等の訓練等給付費（障害福祉サービス）、心身の障害の状態の軽減を図る等のための自立支援医療（公費負担医療）、等。

③給付の手続き：給付を受けるためには、障害者または障害児の保護者は市町村等に申請を行い、市町村の支給決定を受ける必要があること。障害福祉サービスの必要性を明らかにするため、市町村に置かれる審査会の審査および判定に基づき、市町村が行う障害程度区分の認定を受けること。障害者等が障害福祉サービスを利用した場合に、市町村はその費用の100分の90を支給すること。（残りは利用者の負担。利用者が負担することとなる額については、所得等に応じて上限を設ける。）

Ⅳ 今日の精神医療・「精神保健福祉法」について

1. 「精神保健福祉法」の概要

まず平成7（1995）年に制定された「精神保健福祉法」について概説します。この法律は次のような構成になっています（最終改正：平成25年6月）。

第1章　総則
第2章　精神保健福祉センター
第3章　地方精神保健福祉審議会及び精神医療審査会
第4章　精神保健指定医、登録研修機関、精神科病院及び精神科救急医療体制（第1節・精神保健指定医　第2節・登録研修機関　第3節・精神科病院　第4節・精神科救急医療の確保）
第5章　医療及び保護（第1節・任意入院　第2節・指定医の診察及び措置入院　第3節・医療保護入院等　第4節・精神科病院における処遇等　第5節・雑則）
第6章　保健及び福祉（第1節　精神障害者保健福祉手帳　第2節　相談支援等）
第7章　精神障害者社会復帰促進センター
第8章　雑則
第9章　罰則

ここで重要なのは第3章で、患者の人権を守るために、地方精神保健福祉審議会、及び精神医療審査会の設置があります。

第4章では精神障がい者の人権を守るための国家資格である精神保健指定医、その登録研修機関についての規定があります。

第5章では入院の形態もここで定められています。これについては次項で述べます。

第6章では保健及び福祉の規定があり、単に保健医療だけではなく、福祉も取り込んだ内容になっています。

第7章では、精神障がい者の社会復帰のためのセンターがこの法律で規定されています。

2.「精神保健福祉法」に基づく入院形態

ここでは法律の第5章の入院形態について解説します。一般の病気による患者さんのような入院形態のほかに、精神障がい者に関しては入院の形態が規定されており、患者の権利擁護のために、その適用についてはきびしい要件が定められています。

1）措置入院／緊急措置入院（法第29条／法第29条の2）

【対象】入院させなければ自傷他害のおそれのある精神障がい者

【要件等】精神保健指定医2名以上の診断の結果が一致した場合に都道府県知事が措置

（緊急措置入院は、緊急の入院の必要性があることが条件で、指定医の診察は1名で足りるが、入院期間は72時間以内に制限される。）

2）医療保護入院（法第33条）

【対象】入院を必要とする精神障がい者で、自傷他害のおそれはないが、任意入院を行う状態にない者

【要件等】精神保健指定医の診察及び家族等の同意が必要

3）任意入院（法第20条）

【対象】入院を必要とする精神障がい者で、入院について本人の同意がある者

【要件等】精神保健指定医の診察は要件となっていない

人権を守るために行動制限をしているのは、精神科病院と刑務所しかありません。精神障がい者の人権を守るためにさまざまな規定があり、行動制限の規定、定期的な病状報告をしなければならないこと、退院請求があった場合には、それに中立的な立場から応えなければならないこと、都道府県知事は定期的に病院の監督をすること、といった規定があります。

3. 精神科病院に入院する精神障がい者の処遇について

精神科病院に入院する精神障がい者の処遇については、精神科病院の特性を踏まえ、適正な処遇が確保されるよう、「精神保健福祉法」において以下のような措置を講じています。

1）行動制限の限定、処遇についての基準設定等

・入院患者に対して行う行動制限について、医療及び保護に欠くことのできない限度に限定し、行うことができない制限、精神保健指定医のみが行うことができる制限（隔離・身体的拘

束）をそれぞれ定めています。

・入院中の者の処遇（通信・面会、開放処遇等）について、必要な基準を定めています。

・精神保健指定医に対し、処遇及びその基準が不適当である場合において、管理者への報告等により、改善措置を図る努力義務を課しています。

2）　定期的な病状の報告及びその中立的な審査

・精神科病院に対し、入院患者の病状等について、都道府県知事等へ定期的な報告を行う義務を課しており、都道府県知事等は、外部の学識経験を有する者の合議体である「精神医療審査会」において入院の必要性について審査することを求め、その結果に基づく必要な措置を講じなければならないこととしています。

3）　入院患者又は家族等による退院の請求・処遇改善の請求及びその中立的な審査

・入院患者又は家族等による都道府県知事等への退院請求又は処遇改善請求が可能であり、その審査は「精神医療審査会」において行い、都道府県知事等は、その結果に基づき必要な措置を講じなければならないこととしています。

4）　都道府県知事等による精神科病院の監督

・都道府県知事等に、精神科病院への報告徴収・立入検査権限、処遇基準等に違反している場合の処遇改善命令・退院命令の権限を付与しています。

4.「精神保健福祉法」の改正（平成25年）

その後、平成25（2013）年には「精神保健福祉法」（精神保健及び精神障害者福祉に関する法律の一部を改正する法律・平成25年6月13日成立・26年4月施行）の改正が行われました。その結果、前述のような規定となったものです。改正の要点は次のようなものでした。

(1) 精神障害者の医療の提供を確保するための指針の策定
(2) 保護者制度の廃止
(3) 医療保護入院の見直し
(4) 精神医療審査会の見直し

以下(1)~(4)について詳しく説明を加えます。

(1)については、「第41条 厚生労働大臣は、精神障害者の障害の特性その他の心身の状態に応じた良質かつ適切な精神障害者に対する医療の提供を確保するための指針（以下この条において「指針」という。）を定めなければならない。」としています。具体的には、この指針とは、「入院医療中心の精神医療から精神障害者の地域生活を支えるための精神医療への改革の実現に向け、精神障害者に対する保健・医療・福祉に携わる全ての関係者が目指すべき方向性を定めるもの。」とされ、指針に定める事項は、次の通りとしています。

①精神病床（病院の病床のうち、精神疾患を有する者を入院させるためのものをいう。）の機能分化に関する事項、②精神障害者の居宅等（居宅その他の厚生労働省令で定める場所をいう。）における保健医療サービス及び福祉サービスの提供に関する事項、③精神障害者に対す

る医療の提供にあたっての医師、看護師その他の医療従事者と精神保健福祉士その他の精神障害者の保健及び福祉に関する専門的知識を有する者との連携に関する事項、④その他、良質かつ適切な精神障害者に対する医療の提供の確保に関する重要事項、とされています。

法律は常に時代の動向を反映させる必要があります。そのためには法によって基本理念を示し、継続的な見直しを行っていくために①～④の方針が明示されたものといえます。

⑵保護者制度の廃止の項については、主に家族がなる保護者には、精神障害者に治療を受けさせる義務等が課されているものの、家族の高齢化等に伴い、その負担が大きくなっている等の理由から、保護者に関する規定を削除したものです。

⑶医療保護入院の見直しの項については、①医療保護入院における保護者の同意要件を外し、家族等のうちのいずれかの者の同意を要件とする、としました。ここでいう「家族等」とは、配偶者、親権者、扶養義務者、後見人又は保佐人です。該当者がいない場合等は、市町村長が同意の判断を行うこととしました。これまでは、保護者が後見人・保佐人、配偶者、親権を行う者以外の場合には、保護者を選任するために家庭裁判所で手続きをしなければなりませんでしたが、この手続きがなくなりました。

一方、②精神科病院の管理者に対しては、医療保護入院者の退院後の生活環境に関する相談及び指導を行う者（精神保健福祉士等）の設置、また地域援助事業者（入院者本人や家族からの相談に応じ必要な情報提供等を行う相談支援事業者等）との連携、さらに退院促進のための体制整備が義務づけられました。

(4)精神医療審査会に関する見直しについては、①精神医療審査会の委員として「精神障害者の保健又は福祉に関し学識経験を有する者」を規定すること、及び②精神医療審査会に対し、退院等の請求をできる者として、入院者本人とともに、家族等を規定することとされました。

この改正法施行後3年を目途として、施行の状況並びに精神保健及び精神障がい者の福祉を取り巻く環境の変化を勘案し、医療保護入院における移送及び入院の手続きのあり方、医療保護入院者の退院を促進するための措置のあり方、入院中の処遇、退院等に関する精神障がい者の意思決定及び意思の表明の支援のあり方について検討を加え、必要があると認めるときは、その結果に基づいて所要の措置を講ずることとしています。

V 精神保健と精神医療の現況

近年の精神保健と精神医療の現況について述べます。近年の特徴としては、精神障がい者を入院させるのではなく、可能な限り社会生活を過ごしながら治療を継続させるといった考え方が強調されています。その背景としては、薬物療法の進歩があげられます。またいわゆる「社会的入院」に対する反省があります。一方では精神科診療所の急増に伴って外来受診が容易になってきたこともあげられます。さらに近年ではうつ病や認知症の患者が急増していることに注目すべきです。精神科救急に対する施策や小児・思春期・依存症に対する医療対策も重要視されてくるようになりました。

以下、精神医療に関する統計資料とともに紹介していきます。

1. 精神疾患の患者数（図1）

精神疾患により医療機関にかかっている患者数は、近年大幅に増加しており、平成23（2011）年は320万人と依然300万人を超えています。内訳としては、多いものから、うつ病、統合失調症、不安障害、認知症などとなっており、近年においては、うつ病や認知症などの著しい増加がみられます。

2. 精神科における入院の状況

1）精神科入院患者の推移（図2）

精神病床数は、近年35万床程度で、やや減少傾向にあるものの、大きな変化はみられません。精神病床の入院患者数は、ゆるやかに減少しており、平成23年には30万7、000人となっています。

2）精神病床への入院患者数（図3）

①統合失調症による入院患者数は徐々に減少傾向にあり、平成8（1996）年から平成23年の間に約4万人減少して、17万2、000人となっています。

②認知症（アルツハイマー病または血管性など）による入院患者数は増加傾向にあり平成8年から平成23年の間に約2万人増加して、5万3、000人となっています。精神科の一般病

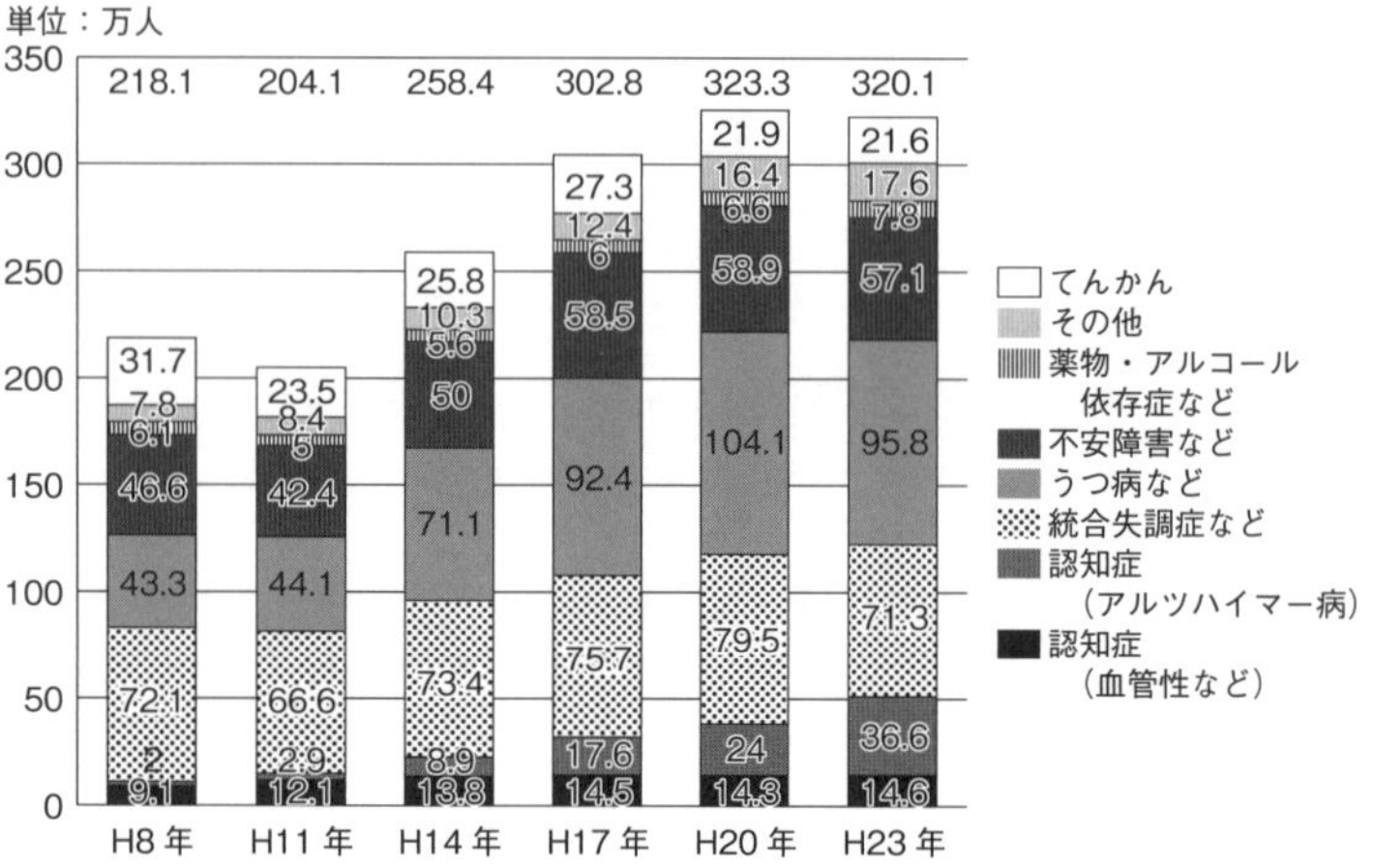

図１　精神疾患の患者数（医療機関に受診する患者の疾病別内訳）
（資料：平成23年患者調査）

（注）
○平成23年の調査では宮城県の一部と福島県を除いています。
○この統計は、医療機関に受診している（入院・外来を含む）患者数を推計したものです。ここでの精神疾患には、ICD-10で「精神及び行動の障害」に分類されるもののほか、てんかん・アルツハイマー病を含みます。
○この患者数の総計と、各疾患群の患者数は別に計算しているため、一致しません。
○各分類の、ICD-10に基づく正確な分類は以下の通りです。
・認知症（血管性など）：血管性及び詳細不明の認知症
・認知症（アルツハイマー病）：アルツハイマー病
・統合失調症など：統合失調症、統合失調症型障害及び妄想性障害
・うつ病など：気分［感情］障害（双極性障害を含む）
・不安障害など：神経症性障害、ストレス関連障害及び身体表現性障害
・薬物・アルコール依存症など：精神作用物質使用による精神及び行動の障害
・その他：そのほかの精神及び行動の障害

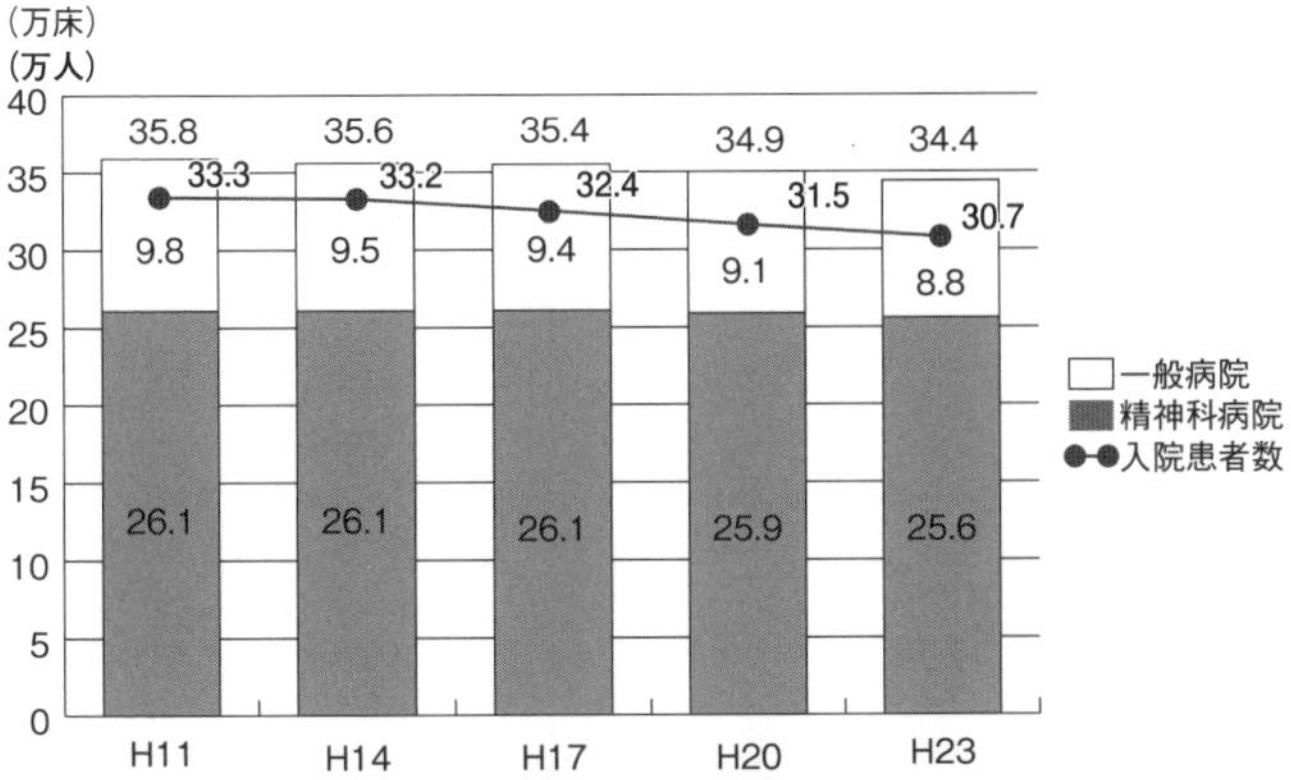

図2　平成23年精神病床数及び入院患者数の変化
（資料：病床数は医療施設調査、入院患者数は病院報告）

（注）
○精神科病院とは、ここでは、精神病床のみを有する病院を意味します。
○一般病院とは、ここでは、精神病床のほか、一般病床や療養病床を有する病院を意味します。
○平成23年の調査では宮城県の一部と福島県を除いています。

棟では約9割の患者が1年未満で退院していますが、認知症治療病棟では40%近い患者が退院できていません（平成20年厚生労働省社会・援護局障害保健福祉部精神・障害保健課調べ）。このことは精神病床の入院期間を考える際にも重要な視点です。

3. 精神科外来患者数（図4）

精神科外来患者の統計をみると、うつ病などを含む気分障害は急激に増加しています。またアルツハイマー病などの認知症の患者が外来を訪れるケースが増加しています。

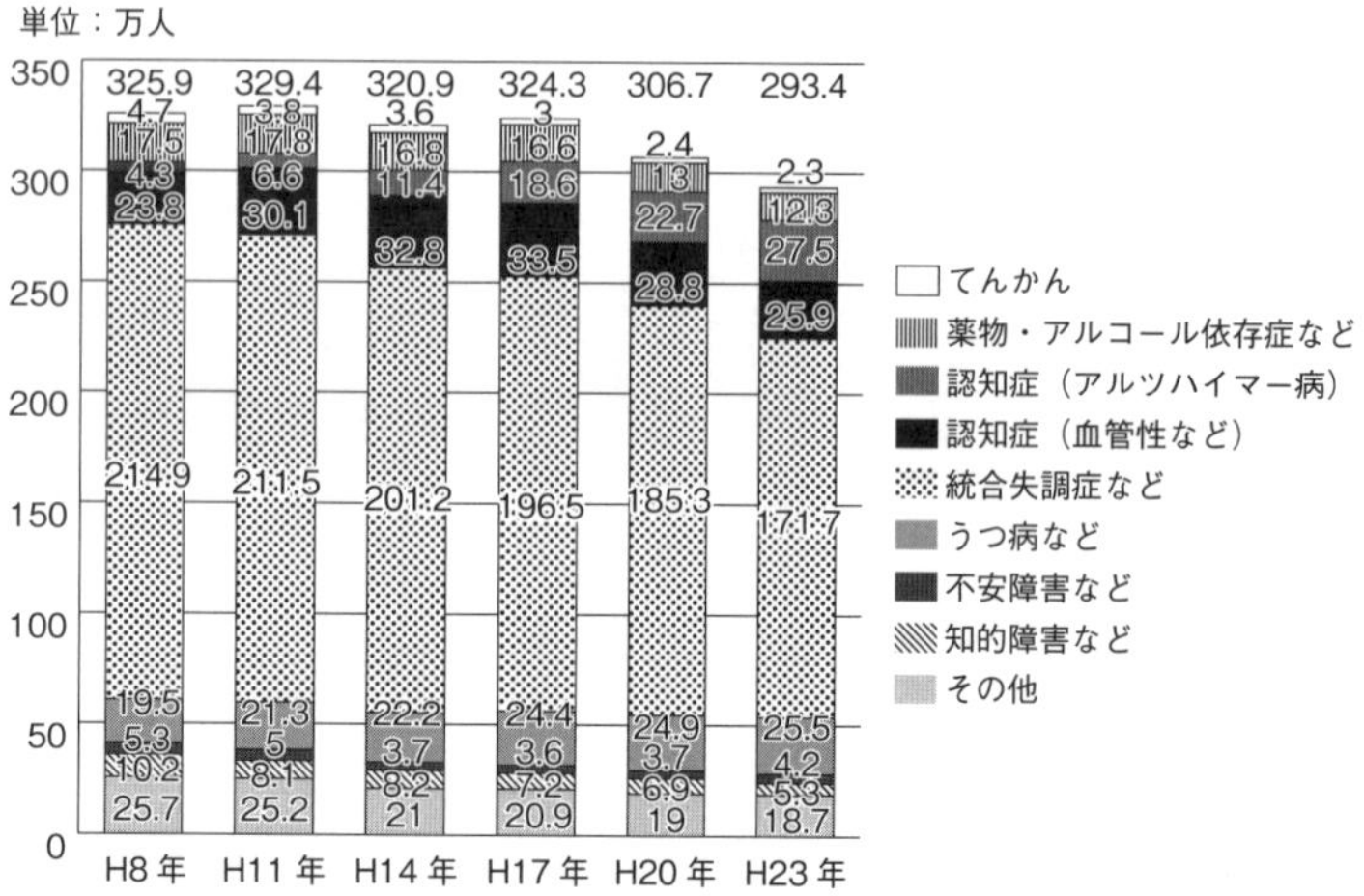

図3　精神病床入院患者の疾病別内訳（平成23年患者調査）

（注）

○図2の入院患者数とは、調査日・調査方法が異なるため、一致しません。

○平成23年の調査では宮城県の一部と福島県を除いています。

○各分類の、ICD-10に基づく正確な分類は図1と同様。

4. 精神病床の平均在院日数の推移（図5）

精神病床の平均在院日数は短縮傾向にあり、平成元（1989）年から平成23年の間に約180日短縮して、298日と300日を初めて切りました。

この平均在院日数については、WHOなどからは長いという指摘があります。しかし国によって精神病床の定義が異なっていて、諸外国では国によっては30日以上入院している病棟は精神病床にカウントしない、総合病院の精神科の病床だけを精神病床にカウントする、長期療養の病床は精神病床から除外する、といったことから入院期間をカウントしているために

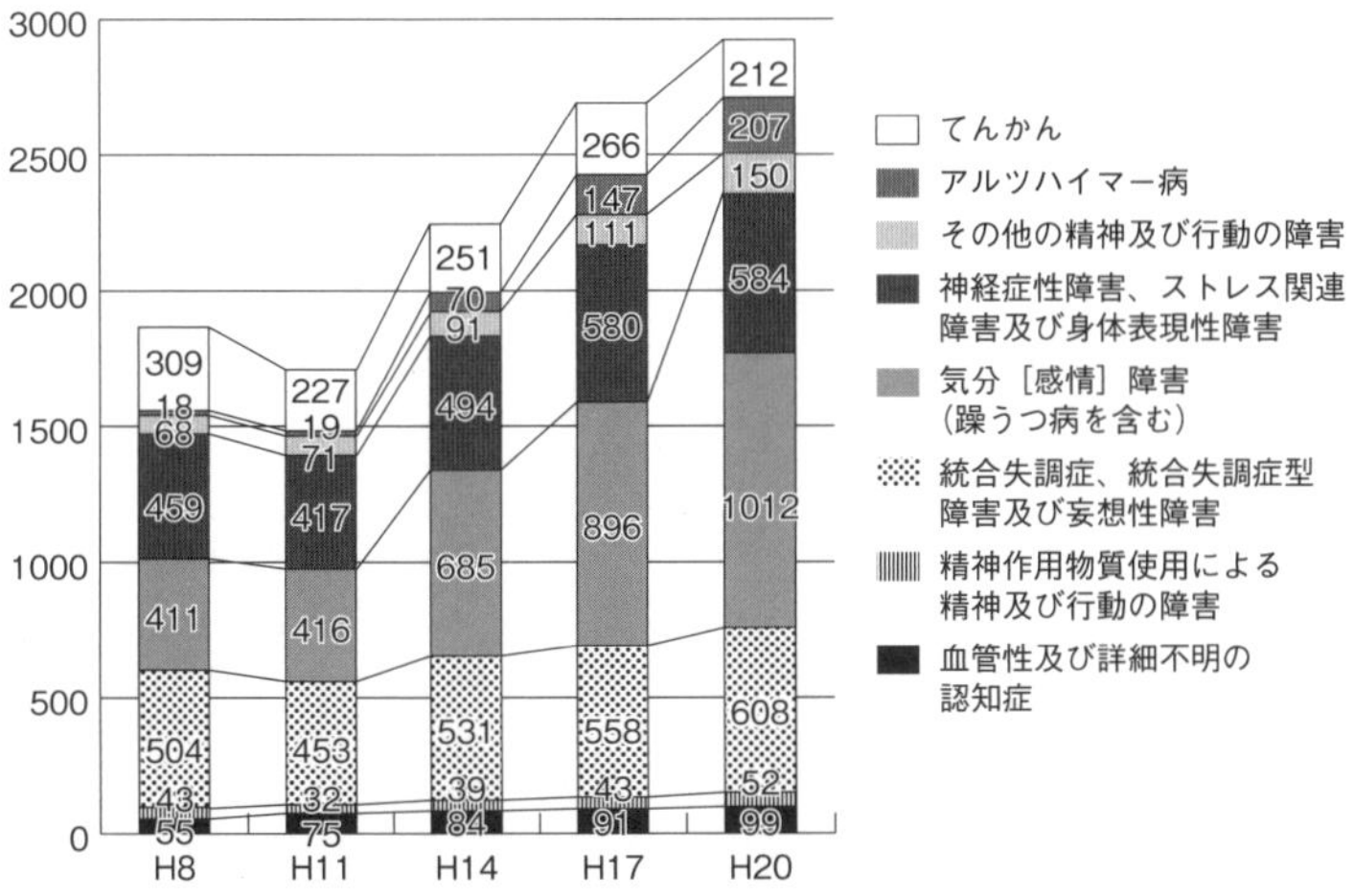

図4　外来患者の内訳（資料：平成20年患者調査）

短くなっているのです。諸外国と同じような定義に基づいてカウントすると、平均在院日数は55・6日（２０１３年で）となるという指摘もあります（山崎學、日精協誌、第34巻・第1号、２０１５年1月）。

5. 精神科入院患者の年齢層（図6）

精神病院の入院患者の年齢をみると、ここでも高齢化が押し寄せていることがわかります。精神病床入院患者の50％が65歳以上と高齢化しており、合併症をもった患者も増加しています。

6. 精神科患者の入退院

平成23年の精神科病院総患者数30万4、３９４人のうち、13万3、０９６人（43・7％）の患者が医療保護入院形態での入院加療となっています。医療保護入院患者の

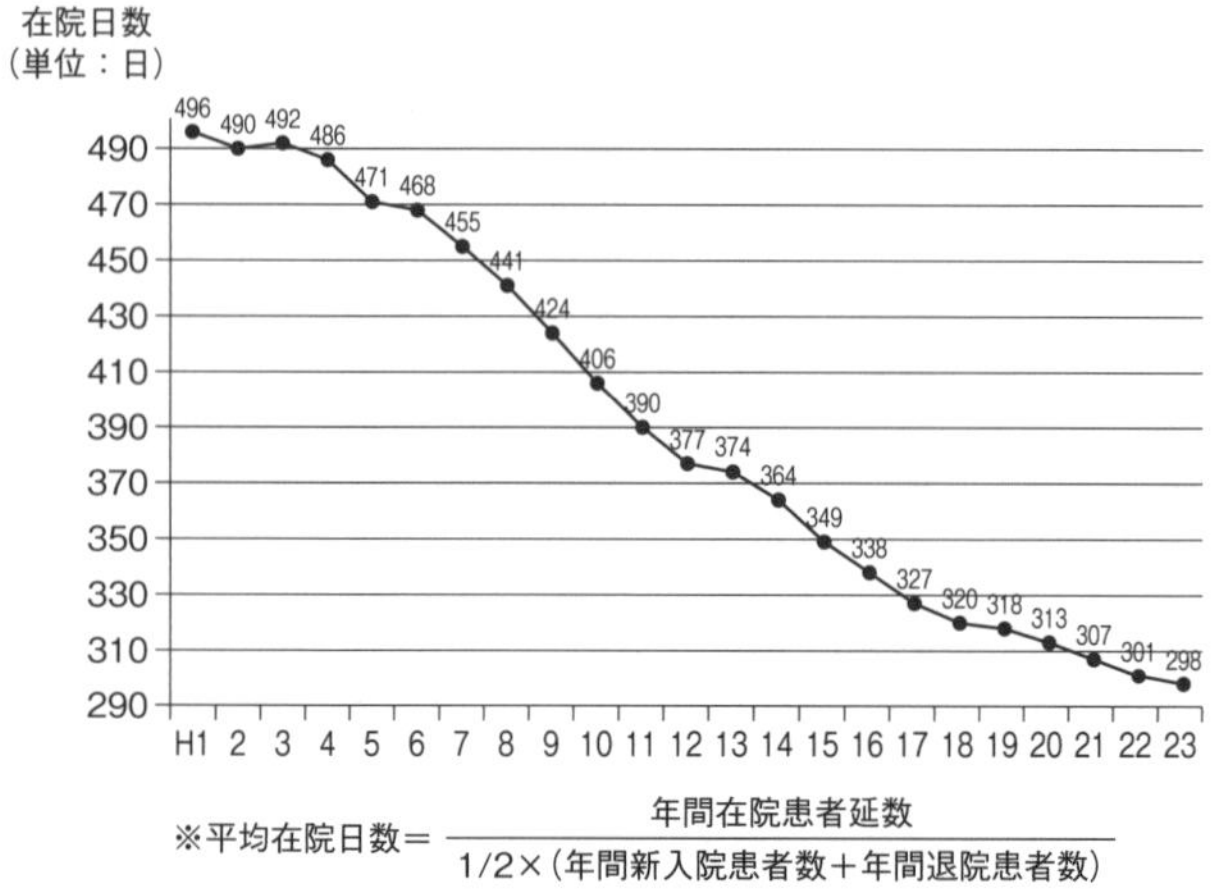

図５　精神病床の平均在院日数の推移（資料：平成23年病院報告）

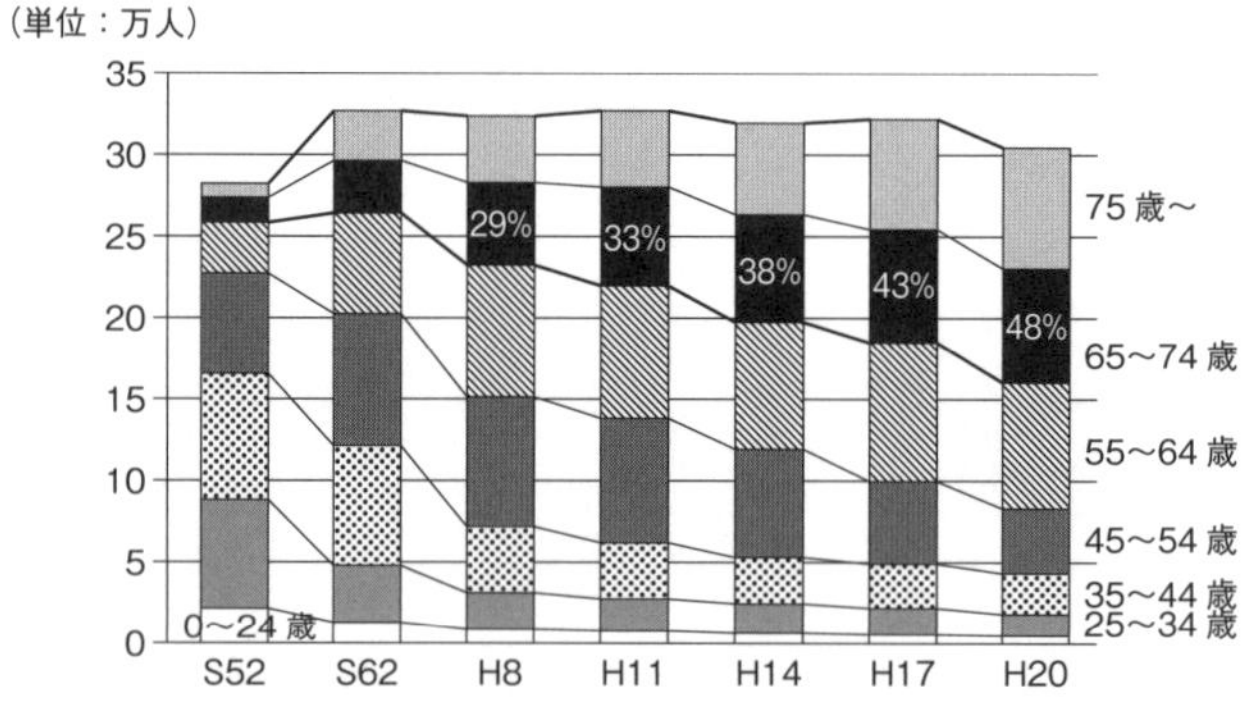

図６　精神病床入院患者の年齢分布（資料：平成20年患者調査）

在院期間は、1～5年未満の患者が4万975人（30・8％）ともっとも多く、5～10年未満が1万8、120人（13・6％）、10～20年未満が1万2、989人（9・8％）、6か月～1年未満1万2、883人（9・7％）と続きます。

一方、任意入院患者は平成23年で16万7、968人で、約9％の人が1か月以内に退院し、1～3か月9・3％、3～6か月6・6％、6か月～1年7・7％、1～5年27・6％の人が退院しています。

平成23年6月時点で退院した3万2、105人のうち2万、514人（63・9％）が3か月未満で退院しています。

次に、退院した患者の転帰を統計で見てみます。入院期間が短ければ短いほど家庭復帰などの社会復帰の割合が高いのは当然ですが、転院やグループホームや高齢者福祉施設への転帰にも注目する必要があります（表1）。

いずれにしても治療計画を使って、それを前提に退院時期を明確にして入院をさせる必要があります。つまり家族も患者を入院させてしまうと、患者と距離を置き、患者もそのつもりで長期の入院となってしまったり、自宅にも帰れなくなるというのは好ましいものではありません。

7. 精神科病院の数

医療施設調査によれば、精神科病院数は昭和62（1987）年に1、044病院（34万7、0

表１　退院患者の転帰（資料：平成20年患者調査）

退院時の状況	総数	在院期間別					
		３か月未満	３か月以上１年未満	１年以上５年未満	５年以上10年未満	10年以上20年未満	20年以上
家庭復帰等	20,783	15,470	4,535	661	55	47	15
グループホーム・ケアホーム・社会復帰施設等	1,702	832	517	234	71	29	19
高齢者福祉施設	1,934	874	674	310	45	15	16
転院・院内転科	5,408	2,565	1,228	959	291	196	169
死　亡	1,882	492	470	548	185	97	90
その他	396	281	66	39	4	6	0
計	32,105	20,514	7,490	2,751	651	390	309

００床）、平成26（２０１４）年には１、０６７病院（25万２、０００床）となっており、病院数には大きな変化はないものの１病院当たりの病床数が減少しています。

8. 精神科医師の数

病院と診療所の精神科の医師の数ですが、診療所の精神科の医師の数が近年増えてきています。かつては精神科の医師は病院の勤務医が多くを占めていたのですが、今は精神科の医師は診療所とデイケアで経営的にも成り立つようになったことが大きな理由だと考えられます。ですから診療所も、かつてのように内科・神経科・精神科といった標榜ではなく、精神科単独で標榜をするようになってきました。

医師・歯科医師・薬剤師調査（厚生労働省）によると、医師総数は１９９６年の22

万1、000人から2010年の28万人と、16年間でおよそ1・3倍に増加しています。そのうち精神科医は、同じ期間に9、500人から2010年の1万4、000人と、およそ1・5倍に増加しており、各診療科のなかでも医師数の増加率の大きい診療科になっています。

また精神保健福祉資料によると、精神科病院に勤務する常勤医師数（カッコ内は常勤精神保健指定医数）は1996年の9、000人（5、500人）から2010年の1万1、000人（6、700人）に増加、精神科診療所に勤務する常勤医師数（常勤精神保健指定医数）も2003年の2、600人（1、700人）から2010年の3、800人（2、700人）に増加しています。

精神科医師数の増加は、精神障がいによる受療患者数の増加、こころの健康問題についての社会と医学生の関心の高まりが背景にあると思われます。

9. 国際比較

国際的にはどうかを統計によって調べてみると、入院期間については欧米に比較して日本は長いことが指摘されています。それは事実としても、国により定義や統計の取り方が異なるので、一概にはいえないことに注意する必要があります。

病床数についても、定義や統計の取り方が異なることに注意も必要ですが、日本は多いことが指摘されています。これには入院期間の長期化、社会復帰のための体制の不整備等、さまざまな要因が指摘されていますが、入院期間の短縮化とともに、改革の余地はおおいにあるものと考えられます。ただし、精神障がい者を受け入れる施設が他にない場合、アメリカのように強引に退院させてホームレスの人や路上生活をする人たちが増えるようではいけないのであって、この病床数はそのような視点からも見なければならないのです。いずれにしても病院であれ福祉施設であれ、受け皿は必要だということです。

Ⅵ これからの精神保健医療はいかにあるべきか

1. 精神医療は地域中心へ

平成16（2004）年に精神保健福祉対策本部が取りまとめた「精神保健医療福祉の改革ビジョン」において、「入院医療から地域生活中心へ」という精神保健医療福祉施策の基本的な方策が示されました。そして受け入れ条件が整えば退院可能な精神障がい者については、精神病床の機能分化・地域生活支援体制の強化等、立ち遅れた精神保健医療福祉体系の再編と基盤強化を進めることになったのです。

退院可能な精神障がい者については、障害福祉計画の策定指針においても退院可能な精神障がい者数の減少が都道府県の目標値として定められており、地域移行に向けての支援をよりいっそう進める必要があります。その一環として平成20年度から精神障がい者の地域移行に必要な体制の総合調整役を担う「地域体制整備コーディネーター」や、利用対象者の個別支援等に当たる「地域移行推進員」の配置を柱とした「精神障害者地域移行支援特別対策事業」を行っています。

ところで「精神障害者地域移行・地域定着支援事業」は、「精神障害者地域移行支援特別対策事業」で行ってきた地域移行推進員と地域体制整備コーディネーターの配置に加え、未受診・受療中断等の精神障がい者に対する支援体制の構築と精神疾患への早期対応を行うための事業内容を加え、ピアサポーターの活動費用を計上し、精神障がい者と地域の交流促進事業も行えるよう見直しを行って平成22年度から実施しています。

また「精神障害者アウトリーチ推進事業」は、未治療や治療中断している精神障がい者等に、保健師、看護師、精神保健福祉士、作業療法士等の多職種から構成されるアウトリーチチームが、一定期間アウトリーチ（訪問）支援を行うことにより、新たな入院及び再入院を防ぎ地域生活が維持できるよう、平成23年度から試行的に実施されています。

本事業において、アウトリーチ（訪問）支援における評価指標や事業効果について検証を行い、この支援を地域精神保健医療の新たな体制として構築することを目指しています。

精神障害の患者数は、近年、うつ病などの気分障害やアルツハイマー病などを中心に増加しており３２０万人を超えています。政府は、現行のがん・脳卒中・急性心筋梗塞・糖尿病の「４疾病」の患者数よりも多くなっていること等を踏まえ、４疾病に精神疾患を追加し、重点的に対策を進めていくことが決まりました。そして「５疾病５事業」になった新しい医療計画が平成25年度から実施されています。

医療計画に精神疾患が追加されたことで、各都道府県は、精神疾患についても地域でどのような医療が求められているのか現状を把握し、各医療機関の役割や連携を明確にして、医療体制の整備を重点的に進めていくことになります。具体的に、都道府県は、精神疾患の医療体制に求められる以下の5つの医療機能について、地域の実情に応じて設定することが義務づけられています。

【予防・アクセス】保健サービスやかかりつけ医等との連携により、精神科医を受診できる機能

【治療・回復・社会復帰】精神疾患等の状態に応じて、外来医療や訪問医療、入院医療等の必要な医療を提供し、保健・福祉等と連携して地域生活や社会生活を支える機能

【精神科救急・身体合併症・専門医療】精神科救急患者（身体疾患を合併した患者を含む）、身体疾患を合併した患者や専門医療が必要な患者等の状態に応じて、すみやかに救急医療や専門医療等を提供できる機能

【うつ病】うつ病の診断及び患者の状態に応じた医療を提供できる機能

【認知症】認知症に対して進行予防から地域生活の維持まで必要な医療を提供できる機能

このような医療体制や機能が現実的なものとなり、患者が地域で日常生活を送れるような日がくることが望まれます。

2. 精神医療を担う病院の描くビジョン

また日本精神科病院協会では、平成24（2012）年5月に『我々の描く精神医療の将来ビ

ジョン（日精協将来ビジョン戦略会議報告書）』をまとめました。日本精神科病院協会は、民間の精神科病院１、２１４病院（平成23年12月時点）が加入している、わが国において精神医療福祉サービスを提供する最大の団体です。

その沿革をみますと、設立は１９４９年（昭和24年加入82病院、理事長植松七九郎、慶大精神科教授）。

１９８２年、月刊「日精協雑誌」を創刊。

２００１年に日本精神病院協会を日本精神科病院協会（日精協）に改称。

２００３年、日精協、アドバイザリーボード発足。

２０１２年、公益社団法人（山崎學会長）となり、日本精神科医学会発足。

この報告書の詳細は日本精神科病院協会のホームページで閲覧できますので参照してください。

この将来ビジョン作成には、わが国の全国の精神医療にかかわっている病院の医療関係者が、次のような検討チームを作り長い期間をかけてまとめたもので、日本の精神医療を担ってきた医療関係者の貴重な意見が集約されています。すなわち、「急性期治療」「回復期治療および重症遷延者治療」「身体合併症」「認知症医療」「在宅・地域医療」「地域医療・ケアプログラム」「精神保健福祉士法」「総合福祉法」「メンタルヘルス推進」「生活施設」の各検討チームです。

このビジョンの評価検討会には著者自身もかかわっていますが、ここではこの報告書の要点のみを次に掲げます。

①精神科救急医療体制については、地域の病院全体で担う病院群輪番体制によることが重要であること、情報センターは指定医の判断などを仰ぐ体制整備が必要であることを提言しています。また総合病院の精神科病棟、あるいは「救命救急センター病床」（在院期間14日以内）とのリエゾン。または「救命救急センターの後方支援病棟および地域における精神・身体合併症患者を専門的に受け入れる合併症専門病棟」（入院患者の70％以上）、のいずれかの機能をもつことを法制化すべきことなどを提言しています。

②短期入院医療機能の整備（急性期、回復・リハビリ期）については、多くの病院が急性期治療病床を整備するとともに、3か月を超える患者も1年以内に退院が可能となるよう回復期医療およびリハビリテーション機能を高める病床の検討が必要であること、地域の小規模病院も急性期病床・回復期リハビリ病床を採用できる施策が不可欠で、1病棟に急性期と回復リハビリ期の双方を設置できるケアミックス型の病棟を新設できるようにするための仕組みを整備することが必要であることを提言しています。

③長期入院の医療機能としては、濃厚な精神科医療・看護・リハビリ機能が求められる「慢性重度治療（仮称）」機能、加えて高い介護力および理学療法が求められる「介護力強化精神科治療（仮称）」機能、「入院治療を要する身体合併症治療」機能とに分類し、その仕組みを整備することが必要であると提言しています。

④身体合併症治療と病・病連携、総合病院精神科医療については、入院患者の専門的合併症医療のあり方について提言しています。

⑤認知症疾患医療については、認知症病床の医療機能が検討される必要があり、短期集中的に専門医療を提供できるような環境に整備されると同時に、在宅や各種施設での生活可能性を担保するためにも退院後のケアを家族・施設スタッフなどに学んでもらうための、「認知症回復期・療養病床（仮称）」という病床機能の整備も必要である、としています。

⑥地域精神科医療（デイケア、訪問看護、危機介入、ケアマネジメント）に関しては、「入院中心医療から、地域医療・地域ケアへ」の転換を図るためには、地域医療の充実を図ることが前提であるとして、次の点をあげています。

・精神科デイケア等について：デイケア利用者は、１日数時間のさまざまなプログラムを専門職による医療的ケアのもとで行うことで安心と地域生活での自信を回復していくのであり、単なる居場所の提供とは異なる。したがって、物理的にデイケアの利用期間を定め福祉サービスとしての日中活動へ移行する仕組みを制度的に設定しようとすることは馴染まない。どのサービスを利用するかは利用者自身が自己決定することであり、規定するものではない。

・訪問看護については、訪問対象者の総合的な支援が可能であるが、地域の訪問看護ステーションは精神科に対する体制整備がほとんどされていないことから、改善が必要である。

・危機介入について：指定医が家族などからの相談を受け、指示して行政担当者が事前調査を行い、その報告に基づいて制度適用の判断を行うとともに、行政担当者の協力のもとに診察および移送を行うという「指定医主導型移送」制度への転換を図ることが必要である。

・ケアマネジメントについて：病院（施設）・各事業所の利用者の状態に精通する精神保健福

祉士、看護職などの各専門職がケアマネジメントを担うことのできる仕組みを構築すべきである。精神障害の分野においては、相談支援専門員、精神保健福祉士、看護師などを配置する「地域生活支援室（仮称）」を精神科病院が独立した事業として設置し、相談支援事業所として指定できるようにすべきである。

筆者はアドバイザリーボードの一員としてこのビジョンに参画していますので、強調したい点を追加します。

①今後入院患者の増加が予想される認知症については、認知症は脳の器質疾患でその精神症状はＢＰＳＤ（behavioral and psychological symptoms of dementia）─行動、精神症状群であるので、精神科領域での対応が必要であること。

②認知症には４種の薬物が認可されていますが、進行を遅くする効果はありますが治療薬ではないこと。

③認知症の介護者、とくに家族の苦労は大変で、それを軽減するために入院が必要な場合があること。

④入院時に治療計画を示し、なるべく短期間で（最大でも３か月）多職種によるチーム医療を行い、退院させ、在宅に移行すべきであること。

⑤認知症病棟には、急性期治療機能、リハビリテーション機能、重度治療機能、身体合併症治療機能が必要であること。

⑥広く国民に精神疾患を理解してもらうため、メンタルヘルスサポーターを普及させること

が必要なこと。

⑦マスメディアの理解や知識の向上を目指してメディアカンファレンスを実施することが必要なこと。

「病院から地域へ」といった施策の基本方針を踏まえ、日本の精神保健医療福祉対策は大きなターニングポイントにあることはいうまでもありません。冒頭では、精神医学は正常・異常といった社会的な規範を扱いながらも、個としての人間を対象として、その人がその人なりに人生を送ることができるように支持しながら治療手段を考える医学であると記しました。患者さんの人生が豊かなものとなるようなさまざまな試みがわれわれにも求められるといってよいでしょう。

第3章
日本人の精神保健の危機

私たちは、人生の途上でさまざまな事柄を経験します。人間の一生というものは、多くの喜びもある反面、多くの苦難にも遭遇します。仏教では、人間が人生で遭遇する物事を「四念」とか「生・老・病・死」ととらえます。四苦八苦も仏教の言葉です。人生は、平穏でいつも喜びを感じ楽しく過ごすことができれば幸いなのですが、われわれは日常生活を送るなかで、家族との離別や死別、自身や家族の病気、育児に伴う悩みや乳幼児期の事故、学校時代の受験競争や、いじめなど、精神保健上の危機に遭遇することは避けられないものです。しかもそのような事柄が危機となるかどうか・危機の深さなどは、人によって千差万別で、一概に論じられるものでもありません。

人間の人生を、生活場面およびライフステージの視点からみると、その場面や成長発達段階に応じた精神保健上の課題が浮き彫りになってきます。しかし、人生のライフステージや生活場面といっても、これらは人によっても異なり、時代によっても異なるもので、日本人の場合と諸外国の人の場合で大きく異なる内容もあり、一概に規定できるものではありません。

人間のライフサイクルは、その成長発達段階として、胎児期から老年期までおおまかに区分されます。そしてその段階に応じてさまざまな精神保健上の課題があります。

①胎児期：母子保健。産褥性精神障害

②乳幼児期：母子保健。虐待、知的障害、言語発達障害、自閉症、アスペルガー症候群、学習障害、注意欠陥多動性障害

③学童期：学校保健。不登校、心身症、チック、いじめ、非行

④思春期：家庭内暴力、校内暴力、引きこもり、自殺企図、摂食障害、性的非行、薬物乱用、統合失調症好発、神経症好発

⑤成人期：更年期障害、職場不適応、うつ病好発、自殺、アルコール依存症、覚醒剤中毒、PTSD

⑥老年期：孤独、抑うつ、認知症性障害好発、うつ病好発、妄想性障害好発

（我が国の精神保健福祉・平成27年度版、日本公衆衛生協会）

このような成長発達段階に応じた精神保健上の課題とアプローチの方法の詳細については、多くの参考図書がありますのでそれらに譲ります。

本書ではとりわけ日本人の精神保健上の課題として代表的な問題とされる、「日本人の自殺」、「アルコール依存症」、「タバコへの依存」を取り上げて、共に考えたいと思います。また「認知症」の問題は、これらの問題とは別に第4章として取り上げたいと思います。

今日の日本人の精神保健上の課題としては、このほかにも虐待の問題やいじめ、ドラッグの問題など、多くあげられますが、それらは専門家にゆだねます。

Ⅰ　日本人の自殺を考える

人間の生活場面は誠に多様です。そして人間は、さまざまなライフステージにおいてさまざ

まな危機に遭遇し、多くの人はそれを乗り越えていきます。しかし、自分の力だけではどうにもならない場面や状況や環境もあります。そんななかで最大の危機は「自殺」ではないかと考えます。人生の途上で人は誰でもが自らの「自殺」について一度ならず考えたことがあるといわれます。

そして「自殺」の問題を考えることによって、日本が抱えているさまざまな社会的・経済的問題だけでなく、文化的な問題や人間関係にかかわるさまざまな問題、精神保健上の問題が浮き彫りになってくると考えます。

「自殺」は「自死」ともいわれます。ひとりの人間が自らの生命を自らの手で絶つことをいいます。でも「自死」はひとりの個の死を示すだけではなく、その個にごく近い存在である親やきょうだい、子どもたち、友人などにも深い傷を残します。

1. わが国の自殺の現状

日本における自殺をめぐるさまざまな問題は後でも述べますが、自殺した者の数が平成24（2012）年で3万人を切ったとはいえ、この数は大変な数字だという認識が必要です。ここで交通事故による死者数をあげてみますが、交通事故死（事故から24時間以内の死者）は平成25（2013）年中（1月～12月）で4、373人でした。交通事故死は昭和45（1970）年に1万6、700人を超えて、当時は交通戦争ともいわれ、国をあげて対策に取り組んできましたが、その対策が功を奏して死者数が大きく減少したと考えられています。一方、自殺に対しては、どうだったでしょうか。国や自治体の対策は十分であったのかどうかが問われています。もちろん交通事故対策と自殺対策を同じ土俵で議論しても意味はありませんが、いずれにしても自殺は当事者の周囲の家族や友人といった人たちに、大きな傷跡を残します。その対策や医療現場での対応を考えるためにも、その現実に目を向けたいと考えます。

２０１４（平成26）年にはＷＨＯからPreventing Suicide: a global imperative: World Health Organization 2014（日本語版『自殺を予防する：世界の優先課題』（翻訳：（独法）国立精神・神経医療研究センター精神保健研究所自殺予防総合対策センター）《以下「ＷＨＯ資料」とする》が出版されましたが、この「ＷＨＯ資料」では次のように記述しています。「自殺は世界的にみても最も多い死因のひとつであるにもかかわらず、公衆衛生における自殺の優先順位は低いのが現状である。自殺予防や自殺に関する研究は、それに対して切実に求められている財政的、人材的投資を受けてこなかった。」

「公衆衛生対策」といえば、ごく一般的には感染症対策や環境対策などのことを思い浮かべますが、この「ＷＨＯ資料」で着目したいのは、「公衆衛生」対策として自殺に取り組むべきとしている点です。

日本では後述するように、政府や自治体が自殺対策に本格的に取り組むようになりました。この困難で挑戦的な対策が少しでも成果を上げることが期待されているところです。

2. 日本人と自殺

「平成25年版・自殺対策白書」（内閣府刊）《以下白書とする》を中心として、日本の近年の自殺の実態を考えてみたいと思います。そして、わが国の自殺対策について考え、精神障害と自殺の関係について考察を加えます。白書の詳細は内閣府ホームページでも入手可能ですから、こちらを参照してください。

この白書では、先進7か国中、15～34歳の若い世代で死因の1位が自殺となっているのは日本だけだという事実を指摘しています。豊かになって生活を謳歌している人も多い日本で、このことはいったい何を意味するのか、容易に解題できるとも思われませんが、われわれにとっては深刻な問題です。日本の若い人たちが直面しているひとつの局面の現実を如実に示しているものと思われます。

1) 自殺者数の推移

日本の自殺死亡の年次推移を見てみると、大正時代から上昇し始めて昭和11（１９３６）年に1万6、０００人余りとひとつのピークがあります。この時期に日本は大不況を迎えていました。その後第二次世界大戦が始まると、自殺者は減りました。戦時下では、どのような国でも自殺率が下がることとは、多くの識者が指摘するところです。

ところが、第二次世界大戦が終わり、日本は戦火からの復興に向かいますが、しだいに自殺者は増大しています。昭和33（１９５８）年にはピークとなり、この年は2万3、０００人余りの自殺者がいます。そして１９６０年代の高度成長経済期に入ると減少し、成長経済が終焉すると、1980年代にかけては増加します。昭和61（1986）年をピークに減少し始め、1990年初めのバブル期まで続きます。

その後再び自殺者数は増加し始め、平成10（1998）年には3万人を超えて、それ以後14年間連続で3万人を超えていましたが、平成24年に3万人を切りました。

「WHO資料」では、2012年の全世界の自殺死亡数は80万4、000人と推定しています。これは年齢標準化すると、全世界の年間10万人当たりの自殺死亡率は11・4になります（男性15・0、女性8・0）。（ただし自殺はデリケートな問題であり、自殺が違法とされる国もあるなかで、数字が過小報告されている可能性もあり、国によっては自殺が他の死因に紛れている可能性も指摘されています。）

①男女別自殺者

自殺者の「男女別」については、総数のうちの男女の割合は、男性7割前後・女性は3割前後の比率で推移しています。

「WHO資料」では、より高所得の国においては、男性の自殺は女性の3倍とされているが、低中所得国においては、男女比は狭まり男性の自殺は女性の1・5倍となっており、世界的にみれば、自殺は男性の暴力死の50％を、女性の暴力死の71％を占めている、としています。

②自殺死亡率の推移

以下、白書の内容を考察してみます。自殺死亡率の推移については、昭和58（1983）年の21・1を第一次のピークとした後、平成3（1991）年には17・0まで低下しました。その後、平成９（１９９７）年の19・３から平成10（１９９８）年に26・０と急上昇し、以後、平成15（２００３）年の27・０をピークとして平成23（２０１１）年の24・０まで25前後の高い水準が続いていましたが、平成24（２０１２）年は21・８に減少しました。

③年齢階級別の自殺者数

次に年齢階級別の自殺死亡率の推移では、全体としては20歳代には自殺死亡率が高まります。一方、40歳代以上では低下傾向にあります。

これを年度別にみると、各年齢とも平成７（１９９５）年頃からゆるやかに上昇し、その後高止まりしてきました。詳細をみると、20歳代未満では平成14（２００２）年にいったん大きく低下したものの、その後上昇傾向をたどりました。40歳代以上の各年代は平成15年をピークに低下しています。19歳以下の年代は平成14年以降上昇傾向をたどり、60歳以上の年齢では高い水準のまま推移してきましたが、平成25年以降はいずれの年代でも低下傾向にあります。

男女別にみると、男性は、20歳代が平成10年以前から一貫して上昇しており、30歳代は平成15年にさらに高まった後、そのまま高止まりしていましたが、平成22年以降は低下しています。女性は50歳代以上は低下していますが、その他の年代では上昇傾向にありました。

このように自殺死亡率は平成10年に急上昇しその後は高止まりしましたが、この急上昇の主な要因となった中高年男性の自殺死亡率は高いとはいえ、全体としては低下傾向にあり、男性・女性とも若い世代の自殺死亡率の上昇傾向が続きましたが、最近では前述のように低下傾向にあることが指摘できます。

「WHO資料」では、年齢に関しては、世界のほぼすべての地域で、男女ともに70歳以上がもっとも自殺死亡率が高く、若者層で自殺死亡率がもっとも高い国もあり、世界的にみて自殺は15歳から29歳の年齢層で死因の第2位となっている、としています。

④職業別の自殺者数

職業別の自殺者の統計については、統計の取り方が職業分類により変わったため、単純な比較はできないものの、昭和60（1985）年頃の自殺者数の増加の背景には、「無職者」「被雇用者」「自営者」の自殺の増加がありました。さらに平成10年頃に自殺者が急増した背景にも、「無職者」「被雇用者」「自営者」の上昇が背景にあります。年月が経過して社会経済的な状況が変化しても、自殺した人の職業は変わっていないのです。平成19（2007）年以後では、「学生・生徒等」は微増しており、「年金・雇用保険等生活者」、つまり高齢者が増加傾向にあります。

⑤原因・動機別の自殺者

自殺の原因・動機というものは、そう容易に解析できるものではありません。自殺者が遺書を残していれば、その原因・動機を特定できるとはいえ、遺書がないケースも多いのが現実で、しかも原因や動機は、いくつかが重層しているのが現実のところです。白書では、平成19年の自殺統計から、原因・動機を最大3つまで計上することとし、より詳細に原因・動機を公表しています。

白書によれば、平成18（2006）年までの自殺統計では、昭和60年前後に自殺者が急増した際には、「健康問題」「経済・生活問題」といった原因や動機が増加しています。平成10年に自殺者が急増した際には、「家庭問題」や「勤務問題」が若干増加していますが、「健康問題」「経済・生活問題」が大きく増加しています。その後「健康問題」は減少傾向にありましたが、平成15年にいったん増加しました。「経済・生活問題」については、平成10年に急増した後は横ばいでしたが、平成14年、15年ではさらに増加しました。その後は減少傾向にあります。

⑥自殺未遂の状況

平成24（２０１２）年の自殺者の「自殺未遂歴」の有無について、白書によれば、すべての年齢階級で、自殺未遂歴が「あり」の者の割合は女性が多くなっています。とくに女性の20歳代から40歳代において、40％以上の者で自殺未遂歴が「あり」となっています。また、男女別にみると、自殺未遂歴が「あり」の者の割合について男性は40歳代、女性は20歳代が多く、男女とも50歳代以降は年代が上がるにつれてその割合が小さくなる傾向があります。

これは多くの自殺既遂者において、自殺未遂歴があることを示しているわけで、自殺予防の注目点のひとつです。

「ＷＨＯ資料」ではどうでしょうか。「自殺企図」については、調査前年の１度以上の自殺企図の発生率は、国によって違いはあるものの、世界の年間発生率の推定値は、成人１、０００人当たり約４人としています。これは２０１２年の世界の自殺死亡率の推定値が18歳以上の成人10万人当たり15・４であることから、自殺で死亡した成人１人につき、１度以上の自殺企図をした人が20人以上にのぼる可能性があることを示す、と指摘しています。そして、「多くの自殺には言葉か行動による事前の警告サインが先行する。もちろんそのようなサインがないままに起こる自殺もある。しかし警告サインが何であるかを理解し、用心することは重要である。」と警告しています。

⑦自殺の手段

平成24（2012）年の「自殺の手段」では、男女別・年齢階級別でみると、男女ともすべての階級で「首つり」がもっとも多くなっています。男性では「首つり」に次いで、19歳以下では「飛降り」、「飛込み」、20歳代から50歳代では「練炭等」、「飛降り」の順で多くなっています。60歳代では「飛降り」、「練炭等」、70歳代では「飛降り」、「入水」、80歳以上では「飛降り」、「服毒」の順で多くなっています。

「WHO資料」では、世界の自殺の72％で自殺手段は不明であり、自殺手段のデータは低中所得国よりも高所得国のほうがはるかに優れているとしています。高所得国では、自殺死亡のうち50％は縊首が占め、銃器は2番目によく使われる手段で自殺死亡の18％を占めてはいるが、これは全自殺死亡の46％を銃器が占める米州地域に起因しているとしています。他の高所得国では銃器による自殺は全体の4・5％のみです。

低中所得国、とくに小規模農業にかかわっている農村部の居住者が高い国々では、1990年から2007年の世界データの系統的レビューによれば、世界の自殺の約30％は農薬の服毒によるもので、ほとんどは低中所得国で起きていること、その他、急速に高層アパート群の居住者が増加した中国、シンガポールなどの国では飛び降り自殺の増加が顕著にみられること、木炭が自殺の手段として中国、台湾で急速に広まったことなどを指摘しています。

2）「悩みや不安」と自殺率

白書では「国民生活に関する世論調査」（内閣府）での「日常生活での悩みや不安」と自殺死亡率との関連について分析を加えています。（ちなみにこの世論調査は、全国から統計的に選ばれた数千人の人に対する調査員の訪問面接によって行われています。）

これによると、「日頃の生活の中で、悩みや不安を感じている」と回答した人の割合と、自殺死亡率との間に明らかな相関性がみられることを指摘しています。ただし、自殺死亡率が低下した年で「悩みや不安」が上昇している場合もあり、相関性の吟味も必要かもしれませんが、国民一般の「悩みや不安」と自殺率との関係性は無視できないものと思われます。

ちなみに「悩みや不安」の内容は、「老後の生活設計」、「自分の健康」、「今後の収入や資産の見通し」、「現在の収入や資産」、「自分の生活（進学、就職、結婚など）上の問題」および「勤務先での仕事や人間関係」などが高くなっています。

3）近年の注目すべき労働現場の問題

わが国では、近年一般労働者数に対するパートタイム労働者数の比率が平成9（１９９７）年の18・5％から平成24（２０１２）年の40・4％まで増加したことが指摘されています。

一般労働者とパートタイム労働者との間における業務量の差の拡大は、とくに若年層において著しいと推測されます。ここ数年の年齢階級別の「勤務問題」による自殺死亡率をみると、20歳代においては上昇し続けており、平成24年には全年齢階級の中でもっとも高くなっていることに注目すべきでしょう。

20歳代の自殺に多い原因・動機としては、「勤務問題」だけではなく、「就職失敗」、「その他進路に関する悩み」など、いずれも仕事や就職の問題に関連しています。

先述のように、白書によれば、先進7か国中、15～34歳の若い世代で死因の1位が自殺となっているのは日本だけでした。この若者の自殺率の高さについては、ワーキング・プアの問題等もあると考えられます。またいわゆる「ブラック企業」といわれる企業の存在もあると思われます。日本の将来を考えるとき、さまざまな角度からの検討が加えられ対策が講じられなければなりません。

また「過労死」についても同様で、過労死や過労自殺を防ぐため、平成26（２０１４）年11月に「過労死等防止対策推進法」が施行されました。このような法律が制定されなければならないこと自体が悲しいことですが、日本独特の労働環境についても各方面からの実態調査が行われ、研究が行われることによって、改善がなされることが期待されます。

白書では、子どもの自殺についてもふれています。子どもの自殺については、本人の家族のみにとどまらず、クラスの子どもたちや学校全体に及ぼす影響も小さくはありません。また亡くなった児童生徒が置かれていた状況にいじめがあると予測されたり、子どもの自殺には連鎖的な傾向がみられるなどの問題もあり、教育上重要な課題です。そのためには、児童生徒の自殺予防等についての調査の推進が欠かせません。

3. 自殺の背景としての精神障がい：うつ病を中心として

1）自殺の危険因子としての「健康問題」

「ＷＨＯ資料」では、自殺のさまざまな危険因子を取り上げています。幅広い因子があげられていますが、ここではいくつかの危険因子についてふれます。

(1)　地域と人間関係の危険因子について

人間を取り巻く環境や生活のさまざまな因子が自殺の遠因となります。これらを次のように分類しています。

①災害、戦争、紛争、②異文化への適応と強制移動によるストレス、③差別、④心的外傷もしくは虐待、⑤孤立感と社会的支援不足、⑥人間関係の葛藤、不和、喪失。

(2)　個人の危険因子

自殺にはきわめて個人的な要因が関係してきます。それを次のように整理しています。

①過去の自殺企図：将来の自殺の危険の最大の指標は、過去における１回以上の自殺企図であるとし、自殺企図の１年後でさえ、自殺の危険と他の原因による早期死亡の危険は高いままであると指摘しています。

②絶望：絶望が関係する３つの大きな側面は、将来、動機および期待の喪失の３つである。絶望は、多くの場合「物事は決して良いほうにはならない」、「物事が良くなっているとは思えない」といった思考からわかり、多くの場合、抑うつを伴う、としています。

③慢性疼痛と疾患：慢性疼痛がある人には、一般の人に比べて自殺関連行動が２倍から３倍

多くみられるとしています。痛み、身体的な能力障害、神経発達障害や苦痛などを伴う疾患はすべて自殺の危険を高めるとした文献も紹介しています。

④自殺の家族歴：親しい人を自殺で亡くした経験は、多くの人にとって悲痛なものであり、悲嘆に加えて、死の性質が、家族や愛する人にとって、ストレス、罪悪感、恥、怒り、不安や心痛を引き起こす可能性があります。家族間の力動が変わることもあり、経済的な支援が途絶えることにもなります。その他、スティグマ（偏見）は援助希求を妨げ、他の人が支援の手をさしのべることを難しくするかもしれないのです。家族や愛する人の自殺は、悲嘆にくれている人の自殺への閾値を低くするかもしれません。これらすべての理由から、自殺の影響を受けたり、自殺で遺された人々は、自殺や精神障害の危険が高まることになると分析しています。

⑤遺伝学的および生物学的因子：その他、遺伝学的もしくは発達上の変異は、自殺関連行動と関係しているとされます。たとえば、低レベルのセロトニンは、気分障害、統合失調症やパーソナリティ障害を有する患者の深刻な自殺企図と関連します。自殺の家族歴は自殺や自殺企図の強力な危険因子である、と分析しています。

2) 自殺の基礎疾患としてのうつ病などの精神障がい

先述の「WHO資料」では、高所得国では、自殺で亡くなった人のうち精神障がいのある人は90％に及ぶ、としています。

そして自殺で亡くなる人や自殺企図をする人は、重症の精神障がいを併存している可能性がある。自殺の危険は、障がい種別により異なり、自殺関連行動ともっとも関連のある精神障がいはうつ病とアルコール使用障がいである。自殺の生涯リスクは気分障がいの患者で4%、アルコール依存症を有する人で7%、双極性障害を有する人で8%、統合失調症を有する人で5%と推定される、と分析しています。そして「例えば全自殺者の25%から50%にアルコールや他の物質使用障害が認められ、アルコールや他の物質使用が他の精神障害と併存すると、自殺の危険はさらに高まる」のだから、アルコールの摂取が抑えられれば数人のうちの1人の自殺は起きないのだとして、予防の施策や方法についても言及しています。大麻、ヘロインなどへの依存も同様です。

自殺は現在、すべての国々にとって公衆衛生上の重要な問題として認識されるべきであり、とりわけプライマリ・ケア従事者が地域において自殺の危険の高い人を発見し、その危険を評価し、働きかけ、精神科医と連携することができれば、自殺予防にとって重要な一歩となることは、日本の医療現場でも、もっと強調されるべきと考えます。

3) うつ病患者への対応

次に「うつ病」患者を中心とした問題点や対策について考えてみます。「軽症うつ状態」の人を家族や職場の人が、適切な対応をすることで「うつ病」にまで至らないようにすることも可能です。そして「うつ病」になってしまったら、自殺という行為に至る前にかかりつけ医を受診したり、かかりつけ医が専門医を紹介することが重要だということです。

そのような「総合的な」対策を講じるためにも、「継続的な」調査研究が必要だと考えます。自殺未遂者に対する接し方を考えることや、また自殺してしまった人を受け入れた救急部門の

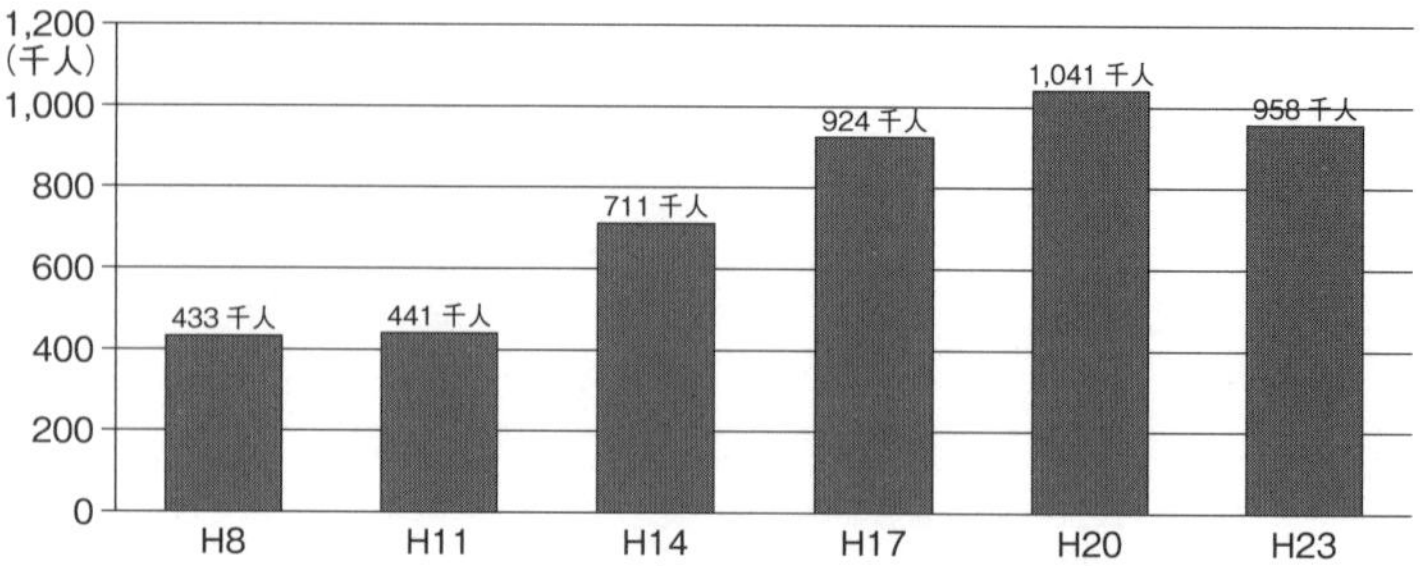

図７　うつ病患者の実数（平成24年「患者調査」）

資料：厚生労働省「患者調査」

注）平成23年は、宮城県の石巻医療圏（石巻市、東松島市、女川町）、気仙沼医療圏（気仙沼市、南三陸町）及び福島県を除いた数値である。

再発防止に向けた対策のための研究調査も必要だと考えます。

先述のように、多くの自殺者はうつ病等の精神疾患に罹患しているなど精神医療上の問題を抱えていると考えられます。

厚生労働省の患者調査によれば、うつ病等の受療患者は増加傾向にあるものの（図７）、うつ病の発生頻度（１年間有病率４～11％）からすると、医療機関を受診している者はごくわずかと推測されます。

この点に関する国民の意識について、内閣府が平成19年５月に実施した「こころの健康（自殺対策）に関する世論調査」《以下「19年５月世論調査」とする》の結果と平成24年１月意識調査の結果をみると、調査方法の違いに留意する必要があるものの変化が表れていることがわかります。

家族など身近な人の「うつ病のサイン」に気づいたとき精神科の病院へ相談することを勧めるか聞いたところ、「19年５月世論調査」では、89・２％だったも

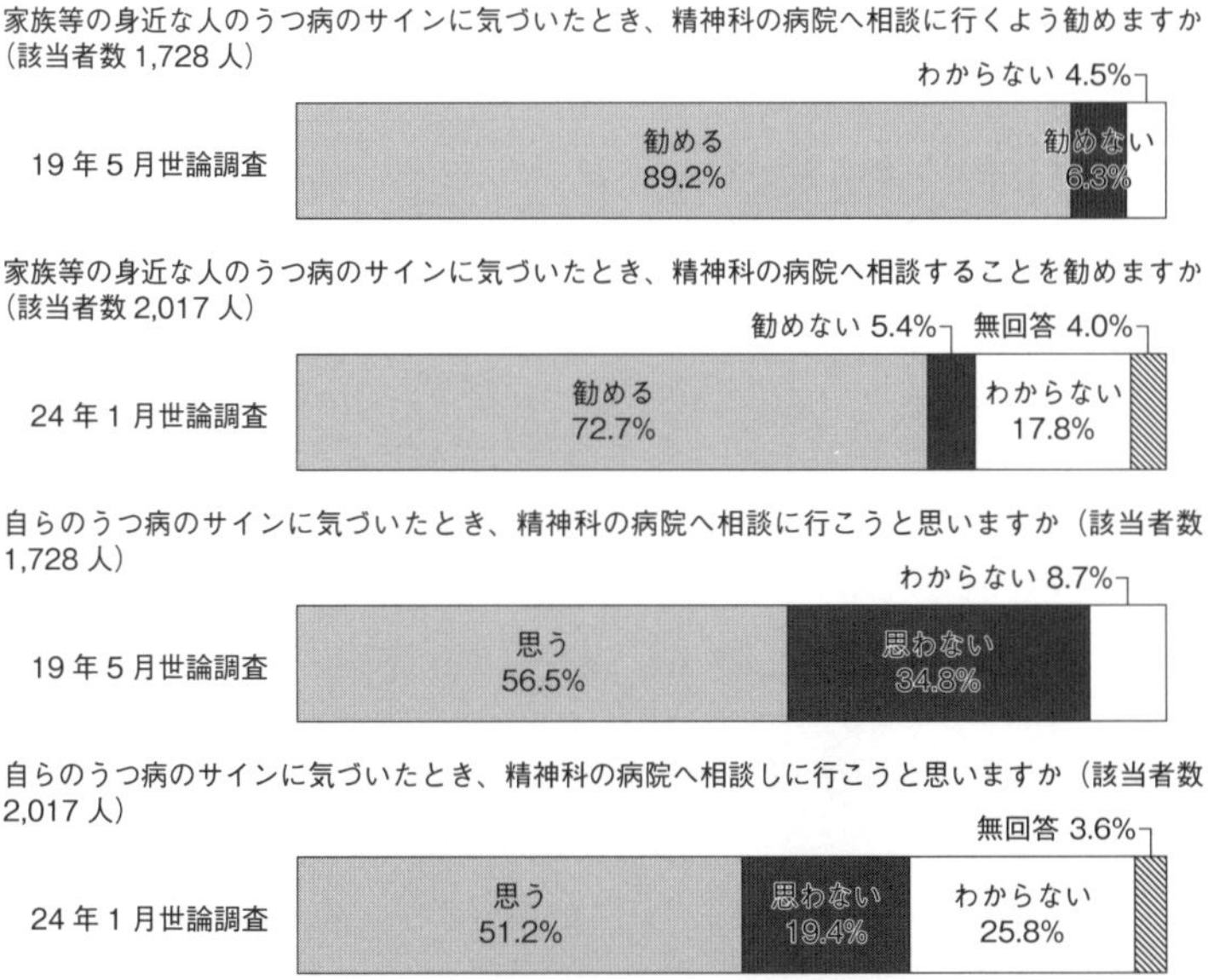

図8　うつ病のサインと受診行動［平成25年版「自殺対策白書」（内閣府）］

資料：内閣府「こころの健康（自殺対策）に関する世論調査（平成19年5月）及び内閣府「自殺対策に関する意識調査（平成24年1月）」」

のが、平成24年1月意識調査では72・7％へと大きく減少しています。また、自分自身の「うつ病のサイン」に気づいたとき精神科の病院へ相談しに行こうと思うか聞いたところ、「思う」と答えた人の割合は56・5％から51・2％へとやはり減少しています（図8）。

このことは、わが国では近年、精神科に通院することについての抵抗感は減りつつあるものの、未だ精神障がいや精神科医療に対する誤解や偏見が根強く残っており、とくに自殺者が多い傾向にある中高年男性は、相談することに対する抵抗感が強く、問題を深刻化しがちであると推測されます。

また意識調査において、今まで本気で自殺したいと思ったことがあるか聞いたところ、「自殺したいと思ったことがある」と答えた人の割合は平成20（２００８）年2月意識調査では19・１％だったものが、平成24年1月意識調査では23・４％へと増加していることにも注目すべきです。

「ＷＨＯ資料」では、こんなメッセージが掲載されています。

「自殺についてのスティグマが広がっているため自殺を考えている人々の多くは誰に話したらよいかわからない。包み隠さず話すことは、自殺を考えている人に自殺関連行動を促すよりはむしろ、他の選択肢や、決断を考え直す時間を与え、自殺を予防する。」

4. うつ病に対する精神医学的アプローチ

前項では自殺とうつ病や精神障害との関係が深いことを述べました。ここではさらにこのことを深く掘り下げてみます。

自殺企図者のことは前項でふれましたが、自殺未遂や自殺企図が止められたとしても、その後再び自殺企図を繰り返す場合が多いことを理解しておく必要があります。

以下、うつ病に対する精神医学的アプローチについて記します。

1）精神症状

うつ病の精神症状について記します。一般的には、次のような症状が発現します。

①感情：憂うつ、悲哀、不安、焦燥、苦悶、快楽消失。

②意欲：減退、寡言、寡動。

③思考：制止、心気妄想、虚無妄想。

④身体機能：不眠、浅眠、早朝覚醒、朝方抑うつ、やせ、便秘、頭痛、頭重、肩こり、痺れ、発汗、口渇、倦怠。

（大熊輝夫：現代臨床精神医学改訂11版．金原出版、２０１０．）

2）うつ病と医学的アプローチ

①うつ病の特質

・原因：さまざまなストレスによる脳機能の病気。

・特徴：午前中が悪い患者が多い。

・対処：医師による治療やカウンセリングが必要。

・抗うつ薬：患者に合った適切な薬物の服用。

②うつ病をのりきる方法

・気のせいではなく、病気であることの確認。

・頑張らず、心身ともに休む工夫。

・専門家や薬を上手に利用すること。抗うつ薬、気分安定薬、抗不安薬、睡眠薬、その他。

・治ってゆく過程について見通しをもつこと、3～6か月の休養期間。
・具合が悪いときには、大切な決定はしないこと。
・周囲の者がうつ病の患者に対して、「言ってはならないこと」として、次のような言葉があげられます。「つらいのは、皆同じ」「甘えるんじゃない」「気にしすぎなんじゃないか」「根性がない」「普段からの心がけが悪いのでは」「気分転換でもして、頑張れ」「頼りにしているよ」「君なら、もっとできるはずだ」「いつも頑張ってくれて、嬉しい」。

③患者の自殺のリスクと予兆

うつ病の患者は、自殺を実行する前にさまざまな〝望ましくない〟事柄を体験し、自殺のサインを送っています。家族など周囲の者も含め、医療者は患者の行動や言動に注視する必要があります。

④カウンセリング等のアプローチ

うつ病を引き起こす原因はひとつではないので、休養と薬物療法のみでは治療できないことが多いのです。そこで精神療法やカウンセリングが併用されます。これは同じような状況のなかで、うつ病が再燃・再発しないように、患者の思考パターンや行動パターンを見直すものです。精神療法やカウンセリングには、認知行動療法、森田療法、内観療法などさまざまな治療法があります。専門家が一方的に行うものではなく、患者が専門家とともに考えていくという自主性が欠かせません。

3）うつ病の薬物療法

ここでは、とくにうつ病患者に対する「抗うつ薬」などに関してふれます。

①代表的抗うつ薬

抗うつ薬は次のように分類されています。おのおのの代表的な薬物を掲げてみます。

○三環系

・第一世代：イミプラミン、クロミプラミン、アミトリプチリン、トリミプラミン等

・第二世代：アモキサピン、ロフェプラミン、ドスレピン

○四環系

・マプロチリン、ミアンセリン、セチプチリン

○ＳＳＲＩ（選択的セロトニン再取り込み阻害薬）

・フルボキサミン、パロキセチン、セルトラリン、エスシタロプラム

○ＳＮＲＩ（セロトニン・ノルアドレナリン再取り込み阻害薬）

・ミルナシプラン、デュロキセチン

・ミルタザピン

抗うつ薬は脳内神経伝達物質のモノアミンであるノルアドリナリン、ドーパミン、セロトニン、アセチルコリンなどの再取り込みを阻害し、シナプス間隔におけるこれらの伝達物質の濃度を増加させることにより、神経伝達を強化し、抗うつ効果を発揮すると考えられています。

（石郷岡純編：特集・向精神薬総まとめ．日本医事新報、Ｎｏ．４７０９、２０１４．）

②代表的気分安定薬

気分安定薬は、双極性障害に対する薬物療法で中心となる薬物で、抗躁効果、抗うつ効果、再発予防効果をもつ薬物です。

○リチウム、バルプロ酸、カルバマゼピン、ラモトリギン

日本うつ病学会では「日本うつ病学会治療ガイドライン」を作成しており、状態像に応じた気分安定薬の選択を推奨しています。

③代表的抗不安薬

抗不安薬は、不安症状に対する薬剤で、BZ（ベンゾジアゼピン）系薬剤とSSRIなどの抗うつ薬が主流です。

○ジアゼパム（BZ系抗不安薬の代表）、タンドスピロン、セルトラリン

④代表的睡眠障害治療薬

不眠症は慢性化すると生活の質を低下させ、うつ病のリスク因子となるといわれていますので、ここに掲げておきます。

○ゾルピデム（超短時間作用型非BZ系睡眠薬）、ブロチゾラム（短時間作用型BZ系睡眠薬）、ラメルテオン（メラトニン受容体作動薬）

うつ病については、うつ病がさまざまな要因によって起こる疾患ですから、①脳の機能的変調（生物学的要因）、②環境要因（社会的）、③認知（もののとらえ方）と性格要因とに分けて考えることが重要とされています。

前記①の場合には、抗うつ薬は効果があるとされます。しかし②および③が主体のうつ病では、抗うつ薬は補助的であり、認知行動療法などの精神療法やカウンセリング、または環境改善に重点を置くべきであるとされます。どのような抗うつ薬でも反応率はほぼ2／3であり、寛解率は1／3とされます。うつ病がさまざまな要因によって起こる病気であるとされる所以です（石郷岡純、前記文献）。

うつ病の病因については諸説ありますが、残念ながら未だ解明されていません。それにもかかわらず治療薬は次々と開発されて市場に出てきます。医学の王道とは逆に、治療薬が病因解明の手掛かりになる可能性があるともいわれています。そのためうつ病の概念や診断基準が時代とともに変化するということが起こるのです。

なおうつ病の治療の王道は、①休息、②環境改善、③精神療法、④薬物療法ですが、精神療法のうち近年認知行動療法が注目されています。

5. 自殺予防に向けた公衆衛生学的介入方法

「WHO資料」では公衆衛生学的な介入の方法として、次のような施策が制度として確保される必要があるとしています。

①メンタルヘルス施策

わが国でも、国のレベルでの精神医療とメンタルヘルス施策の統合的な施策が重要であると考えます。

②アルコールの有害な使用を低減するための政策

アルコール依存症は自殺との強い関連が「WHO資料」でも指摘されているところであり、自殺予防のための施策として、アルコール摂取に対する総合的な施策が期待されます。

③ヘルスケアへのアクセス（医療機関や医療者）

うつ病患者は、精神科医に受診するより、かかりつけ医や一般医に受診する場合が多いことが指摘されていますから、プライマリ・ケア医などに対する啓発が強調されるべきです。

④手段へのアクセスの制限（農薬、銃器、橋・建物・鉄道、有害ガス、医薬品など）

自殺の手段の項でもふれたように、自殺手段へのアクセスを困難にするような手段を周囲の者のみならず行政や国の施策や事業所や企業サイドでも講じる必要があります。

⑤責任あるメディア報道

メディアは、とかくタレントや有名人の自殺を興味本位で書きたてる傾向があります。読者の関心を呼び込むためとはいえ、決して報道としては適切な姿勢だとは思えません。教育的な視点から抑制のきいた報道が望まれます。

⑥メンタルヘルス、物質使用障害と自殺についての意識の向上

アルコールのほか、覚醒剤や近年の危険ドラッグなどが犯罪のみならず、自殺と深くかかわっている事実を教育・啓発することが大切です。

6. 日本の自殺対策について

先述のように、わが国の自殺率は平成９（１９９７）年の19・３から平成10（１９９８）年に26・０と急上昇し、以後平成15（２００３）年の27・０をピークとして平成23（２０１１）年の24・０まで25前後の高い水準が続いていました。この14年間は自殺者が３万人を超えていたのです。このことを受けて、わが国では自殺対策が進展することになりました。自殺急増後の国の取り組みは大きく３期に分けることができると考えられます。

竹島（竹島正：精神経誌、１１６巻８号、２０１４．）によれば、第１期（１９９８～２００５年）は、厚生労働省中心の取り組みとして、２０００年に健康日本21の「休養・こころの健康づくり」に「自殺者の減少」の数値目標が掲げられて、２００１年には自殺対策事業が予算化されました。そして２００２年には自殺対策有識者懇談会の報告書「自殺予防に向けての提言」がまとめられ、２００４年にはこの提言を基にうつ病対策が取り上げられるようになりました。しかし自殺対策に実際に取り組んだのは政府の中でも厚生労働省の一部にすぎませんでした。

第２期は２００５～２００６年、政府全体で自殺対策に取り組むようになる「転換期」です。対策の中心は厚生労働省から内閣府に移りました。この期は「自殺予防に向けての政府の総合的な対策」が打ち出されました。

第３期は２００６年以後から現在に至るまでの時期です。２００６年６月には「自殺対策基本法」が公布され（２０１６年改正）、２００７年６月には「自殺総合対策大綱」が閣議決定されました。２００９年度には「地域における自殺対策力」を強化するために、「地域自殺対策緊急強化基金」が創設されました。そして全国の都道府県・政令指定都市のうち２００２年に自殺対策連絡協議会を設置していたのは6／58、予算措置をしていたのは８／58しかなかったものが、２００９年4月には協議会の設置は64／65、予算措置は65／65と大きく増加しました。

「WHO資料」では、日本のこのような推移を評価して次のように記しています。

「(日本では)１９９８年に、日本国の自殺死亡数は前年の２４、３９１人から３２、８６３人へと急増した。１９７８年から１９９７年にかけては、自殺死亡数は毎年概ね２５、０００人前後で推移していた。多くの人々は、この急増は国全体の社会経済的な問題によるものと考えた。自殺死亡率はすべての年齢階級で増加していたが、特に中年男性において顕著であった。危険因子についての共通認識はあったにもかかわらず、日本国において、自殺は依然として社会的タブーであった。自殺は個人的な問題と考えられ、広く公に議論されることはなかった。(ところが様々な施策やNGOのはたらきが功を奏し)２００９年以降、自殺死亡数は徐々に減少し、２０１２年、日本国の自殺死亡数は１９９８年以降で初めて3万人を下回った。

この減少の大半は都市部で起きていた。若年者の自殺死亡率は上昇し続けており、新たにターゲットを絞った介入の必要性を示している。しかしながら、中高年と高齢者の自殺死亡率は低下しており、結果として全体の自殺死亡率も低下している。警察庁のデータもまた、経済・生活問題に関連した自殺が顕著に減少していることが明らかにされている。」

その後わが国では平成24（２０１２）年8月には、「自殺総合対策大綱―誰も自殺に追い込まれることのない社会の実現を目指して」が閣議決定されました。この「新大綱」のあらましは次の通りです。

《自殺総合対策の現状と課題：地域レベルの実践的な取り組みを中心とする自殺対策への転換》

《自殺総合対策における基本認識：〈自殺は、その多くが追い込まれた末の死〉〈自殺は、その多くが防ぐことができる社会的な問題〉〈自殺を考えている人は何らかのサインを発していることが多い〉》

そして「自殺総合対策の基本的考え方」として次の事柄を掲げています。

①社会的要因も踏まえ総合的に取り組む。
②国民一人ひとりが自殺予防の主役となるよう取り組む。
③段階ごと、対象ごとの対策を効果的に組み合わせる。
④関係者の連携による包括的な生きる支援を強化する。
⑤自殺の実態に即した施策を推進する。
⑥施策の検証・評価を行いながら、中長期的視点に立って、継続的に進める。
⑦政策対象となる集団ごとの実態を踏まえた対策を推進する。
⑧国、地方公共団体、関係団体、民間団体、企業および国民の役割を明確化し、その連携・協働を推進する。

そして「当面の重点施策」として具体的な施策をあげています。

①自殺の実態を明らかにする。
②国民一人ひとりの気づきと見守りを促す。
③早期対応の中心的役割を果たす人材を養成する。
④心の健康づくりを進める。
⑤適切な精神科医療を受けられるようにする。
⑥社会的な取り組みで自殺を防ぐ。
⑦自殺未遂者の再度の自殺企図を防ぐ。
⑧遺された人への支援を充実する。
⑨民間団体との連携を強化する。

わが国政府の自殺対策が自殺予防のための成果を上げているとすれば、大変評価すべきことといえますし、自殺予防にかかわる医療関係者を含めた具体的な取り組みが今後とも期待されます。

7. 自殺の省察

「WHO資料」では、「自殺の危険から人を守るものは何か」として、次のいくつかの要点を掲げています。哲学的省察を含む鋭い提言です。そのひとつとして「強い個人の人間関係」を掲げています。「自殺関連行動の危険は、人間関係の葛藤、喪失または不和で苦しむ場合に高まる。逆に健康的で親密な人間関係を育み、維持することは、個人のレジリエンス（resilience，注：レジリエンスとは、もともとは物理学で「外力による歪みを跳ね返す力」をいいます。心理学等の領域で使われる際には、困難を乗り越える人格の特性や能力を意味します。）を高め、自殺の危険に対する保護因子として作用する。個人のもっとも近い社会圏（social circle）（パートナー、家族、仲間、友人、そして重要な他者）は、危機の際に、もっともインパクトをもち、支えとなる。友人や家族は、社会的、情緒的、そして経済的支援の重要な資源となり、外部ストレッサーからの影響を和らげることができる。とくに、こうした支えにより強化されるレジリエンスは、幼少期のトラウマ（心的外傷）と関連している自殺の危険を軽減する。依存的な思春期の若者や高齢者にとって、人間関係はとりわけ保護的となる。」その他として、「宗教的またはスピリチュアル（Spiritual）な信念」そして「前向きな対処方略のライフスタイル実践と満たされた状態（well-being）」が重要であるとしています。

「ＷＨＯ資料」は次のようなメッセージも発しています。「自殺を口にする人はおそらく援助や支援を求めている。自殺を考えている人の多くが不安、抑うつ、絶望を経験しており、自殺以外の選択肢はないと感じている。」

「いのちの電話」という活動にも注目したいと思います。60年ほど前にイギリスで活動が始まり、日本では昭和46（１９７１）年に東京に初めて設立されました（平成25年４月現在、全国で51のセンターが加盟）。この組織は、生活の困難やこころの危機を抱えながら誰にも相談できないで、ひとりで悩んでいる人のための相談電話を受ける組織で、24時間体制で対応しているところもあります。自殺予防のために、日本自殺予防学会と国際自殺予防学会と連携して活動しています。

これまで「ＷＨＯ資料」や「自殺対策白書」からのきわめて重要な資料や提言に考察を加えてきましたが、「自殺対策」とは、一人ひとりの人間の「生き方」や「危機」への対応に対する問いかけをも含むものであることに気づかされます。

Ⅱ　アルコール依存症

日本では、アルコール依存症の問題がしだいに大きな問題となりつつあります。高齢化による高齢者人口の増加も一因といわれています。また日本の女性は生活習慣のなかでは、今まであまりお酒を飲む機会がなかったのですが、女性の社会進出が一般的となりお酒を飲む機会が多くなったことや、家庭の主婦でもキッチンドリンカーなどが増加して、女性のアルコール依存症が増加しています。

これら依存症の患者は１００万人程度と推測されています（尾崎米厚：公衆衛生情報、vol. 44 no.6, p.4, 2014）。日本では、occasionary（時々）でも６、０００万人の飲酒者がいるとされていて、日本の人口の２人に１人が飲酒者ということになります。飲酒者で毎日酒を飲む人は１、５００万人、大量飲酒者が２５０万人いるとされています。

アルコール依存症の影響は、短期的な影響と長期的な影響とに分かれていますが、アルコール依存症は、後でふれるように全身病であるという認識が基本です。alcohol-related problems（アルコール関連問題）という考え方がありますが、これはＷＨＯの示した概念です。つまり、さまざまな問題を引き起こすということ、健康問題から刑事問題まで幅広くアルコール関連問題があげられています。ＷＨＯでもとくにアラブ社会では飲酒が禁じられているので、禁酒法のような法律・規定を作れという声も上がっていますが、今のところ同調する国は少ないのが現状です。

1. アルコール依存症とは

アルコール依存症はＷＨＯの国際疾病分類（ICD–10）では、「Ｆ10アルコール使用による精神及び行動の障害」とされています。

ちなみに国際疾病分類Ｆ項「精神作用物質使用による精神及び行動の障害」は以下の通りです。

Ｆ10 アルコール使用による精神及び行動の障害
Ｆ11 アヘン類（opioids）使用による障害（以下「精神及び行動の障害」を略す）
Ｆ12 大麻使用による障害
Ｆ13 鎮静薬または睡眠薬使用による障害
Ｆ14 コカイン使用による障害
Ｆ15 カフェインを含むその他の精神刺激薬使用による障害

F16 幻覚薬使用による障害
F17 タバコ使用による障害
F18 揮発性溶剤使用による障害
F19 多剤使用及びその他の精神作用物質使用による障害

この国際疾病分類F項ではアルコールは「精神作用物質」とされ、依存性薬物の一種です。そして「薬物依存」とは、「薬物の作用による快楽を得るため、あるいは離脱による不快を避ける為に有害であることを知りながらその薬物を続けて使用せずにはいられなくなった状態」とされています。アルコールもそうですが、麻薬、覚醒剤、シンナー、マリファナ、コカイン、睡眠薬、抗不安薬、鎮痛薬などにも、依存性があります。

アルコール依存症は、アルコールのもつ依存性によって発病する病気です。

1) 薬物依存とは

代表的には麻薬中毒などの薬物乱用によるものがあげられます。日本では、社会的影響が大きいことから、これに関係する取締法が整備されていますが、一方ではいわゆる「危険ドラッグ」なども登場してきたため、法整備が追い付かずに、その対策や法整備も問題となっています。現行の法律と対象薬物等は次の通りです。

- 「麻薬及び向精神薬取締法」→ヘロイン、モルヒネ、コカイン、LSDなど。
- 「覚せい剤取締法」→ヒロポンなど。
- 「毒物及び劇物取締法」→シンナー。

2）薬物による精神症状と身体症状

こうした薬物を体内に取り込むことでさまざまな精神症状や身体症状が出現します。一般的には、急性症状・慢性症状・離脱症状とに分けて説明されます。

①急性症状

・精神症状：多幸、陶酔、絶頂感。

・身体症状：縮瞳、呼吸抑制、心拍数減少、体温低下、筋攣縮。

②慢性症状

・精神症状：多幸感、陶酔感が一過性に。耐性、使用量の増加。

・身体症状：二次的、栄養低下、全身衰弱、四肢振戦。

③離脱症状

・身体症状：神経機能ほとんどすべての障害―自律神経の嵐、くしゃみ、流涙、鼻漏、発汗、悪心嘔吐、下痢、呼吸頻数、立毛、全身痛など。

・精神症状：耐えがたい不快感、不安、苦もん、易怒的、易刺激的。

・薬物中止後10数時間から始まり、1～3日頂点、7～10日続く。

3）アルコール依存症の疫学

アルコール依存症の頻度は、宗教、歴史文化的背景、経済状態、国によっても異なっています。日本では、アルコールの消費量が年々増加し、とりわけ若年層と女性への広がりが憂慮されています。依存症ないしそれに近い問題飲酒者が250万人いるといわれています。

わが国のアルコール関連の問題としては、飲酒人口の多さ（6、000万人とされている）、プレアルコホリックつまりアルコール依存症の予備軍の多さ（1、500万人とされている）、大量飲酒者（毎日日本酒換算で5合以上の酒を飲む者）が250万人もおり、アルコール依存症（患者）が80万人とされていることです。

4）アルコールの心身に及ぼす影響

アルコールをはじめとする薬物による精神症状と身体症状については前項で記しましたが、アルコール依存症には次のような心身への影響がみられます。

①アルコールの短期的影響

アルコールを摂取すると、少量では「ほろ酔い」（新皮質に作用して）となり、理性の抑制が外れることによって、気分がほぐれ、リラックスできるという効果もあります。ところが、飲酒が進むと、「酩酊」（大脳辺縁系に作用して）となり、同じ話を繰り返す・絡む・ろれつが怪しい・足元がふらつく、といった状態となります。

そしてさらに飲酒が進むと、「泥酔」（大脳全体、脳幹、脊髄に作用する）となり、酔いつぶれた状態・誤嚥、といった影響が出ます。そしてさらに進めば、よく学生のコンパでの一気飲みの事故で報告されるように、「昏睡」（延髄に作用する）となり、意識障害、死に至ることもあります。

②アルコールによる長期的影響⑴

アルコール摂取による長期的な影響は身体的な面に加え、心理的・精神的影響から生活的な影響まで多岐にわたります。

身体に及ぼす影響としては、肝機能障害、膵炎、食道炎、食道癌、食道静脈瘤、胃潰瘍、胃癌、十二指腸潰瘍、高血圧、不整脈、糖尿病、脂質異常症（高脂血症）、骨粗鬆症、脳出血などがあげられます。精神的な影響としては、振戦せん妄、てんかん発作、認知症、末梢神経炎症などがあります。

③アルコールによる長期的影響(2)

心理面・精神面に及ぼす影響としては、脱抑制、意識障害、健忘症、不眠、不安・焦燥感、抑うつ状態、さらには自尊心の低下、生き甲斐喪失があります。

④アルコールによる長期的影響(3)

以上のような身体的・精神的な影響にとどまらず、アルコール依存症は社会的な影響も発現することになります。とりわけ家族や職場、社会に及ぼす影響が出現するため、アルコール依存症は家族や職場・その他の関係者を巻き込む病気であるといえます。

5) アルコール関連問題 (alcohol-related problems)

アルコールの摂取によって発現するさまざまな問題は、「アルコール関連問題」とよばれています。アルコール依存症は、突然発症するのではなく、慢性的経過をたどります。一気飲みなどは急性アルコール中毒の一種です。ではアルコール依存症はどのような経過をたどって顕在化するのでしょうか。その原因とされているいくつかを掲げます。

・何らかの要因で酒が飲めなくなったとき。

・身体疾患による入院や禁酒を強制される生活状況。
・何らかの要因で昼間から飲めるようになったとき。
・天災、人災などの危機発生時。
・急激かつ極度なストレスに曝されたとき。
前述のように、「アルコール関連問題」のひとつに身体症状の発現があげられます。すなわち、アルコール依存症の段階では、多くの患者がアルコール性臓器障害を併発します。肝臓障害・高血圧症・胃潰瘍・膵臓障害（糖尿病）・末梢神経障害などです。

またアルコール精神障害として、アルコールせん妄、アルコール幻覚症、コルサコフ精神障害、アルコール性嫉妬妄想があげられます。その他、これに類する疾患（障害）として、気分障害（うつ病）、てんかん、などがあります。

アルコール関連問題を具体的に整理してみます。
①健康問題（身体の病気、離脱症状、アルコール精神病）
②家族問題（夫婦喧嘩、夫婦不和、家族メンバーに対する暴言・暴力、児童虐待、配偶者虐待、家出、別居、離婚）
③職業問題（遅刻、短期ないし長期欠勤、生産性低下、職場不適応、労働災害、失職）
④経済問題（浪費、サラ金）
⑤刑事問題（飲酒運転事故、暴力事件、強盗、失火、放火、殺人）
ここで、アルコールせん妄（振戦せん妄）についてふれます。この病気は、飲酒を中断した

後、2〜3日でせん妄状態が現れます。幻覚（動物幻視）妄想、精神運動性興奮、手の振戦がみられます。夜間にひどく、2〜3日以内に消退します。ところが後日になっても、そのときのことはよく覚えていない、というのがこの病気の特徴です。40〜50歳代の患者が、入院2〜3日後に急に行動異常を示したら、まず飲酒歴をチェックする必要があります。

6）アルコール依存症の診断基準

アルコール依存症とは、精神依存と身体依存の存在が特徴です。アルコール性飲料は、人類の歴史とともにある古くからの嗜好品であるため、多くの人が酒をたしなみますが、度が過ぎると依存症になる危険があります。一般的には、日本酒を毎日3合以上・10年以上続けると依存症に陥るといわれており、女性はより少量でより短期間で依存症になるといわれていますが、個人差が大きいのが特徴です。

アルコール依存症の診断基準には主に世界保健機関（WHO）が作成したICD–10の依存症候群が用いられますが、米国精神神経学会が作成した診断基準であるDSM–IV–TRもよく使用されています。診断は基本的に医師により行われます。

○ICD–10によるアルコール依存症（alcohol dependence syndrome）の診断ガイドライン

過去1年間に以下の項目のうち3項目以上が同時に1か月以上続いたか、または繰り返し出現した場合

①飲酒したいという強い欲望あるいは強迫感

②飲酒の開始、終了、あるいは飲酒量に関して行動を統制することが困難

③禁酒あるいは減酒したときの離脱症状
④耐性の証拠
⑤飲酒にかわる楽しみや興味を無視し、飲酒せざるをえない時間やその効果からの回復に要する時間が延長
⑥明らかに有害な結果が起きているにもにもかかわらず飲酒

7) アルコール依存症の治療

治療の目標は「断酒」です。そのために必要な行動抑制、鎮静、水分と栄養の補給が中心です。心機能の衰弱、せん妄出現以前に不眠や焦燥感がみられることも多いので注意します。

アルコール幻覚症：アルコール離脱期（断酒後1～2日）に幻覚が出現します。幻聴（人の声）幻視であり、せん妄はなく、意識ははっきりしていて記憶も良いのが特徴です。数日から1週間程度で消退し、後日、その間のことはよく覚えています。

コルサコフ精神障害：アルコールせん妄後、突然離脱期に強い持続的な健忘症候群が現れます。作話症が特徴的な症状で、1～2か月かけて徐々に回復する場合もありますが、固定してしまうこともまれにはあります。

その他、アルコール性嫉妬妄想や妻に対する嫉妬妄想などもあげられます。

2. アルコール依存症の再発のプロセスと予防

アルコール依存症は一時的に回復はしても、何らかの「引き金」によって再発してしまうこ

とも特徴です。その引き金となる代表的なものをあげます。

《ストレス》　転勤や就職、引越し、子どもの誕生など、職場での口論や対立・ミスなど、離婚、解雇、病気、家族の死など。

《不快な身体状況》　空腹、痛み、疲労、渇望など。

以上のようなことが原因となって再発を繰り返す病気であるため、①職場教育（一次予防）、②早期介入（二次予防）、③再発防止（三次予防）がきわめて大切となります。

職場の支援体制の整備では、職場の管理職に求められる理解と役割も大きく、さまざまな否認的言動にどう対処するのかが重要です。そして、支援は重層的に行うことが重要であり、本人、家族、同僚、上司、保健医療専門職の適切な介入が欠かせません。

そもそも酒を飲むことは、「未成年者飲酒禁止法」や飲酒運転の禁止（道路交通法）によって社会規範とされています。そして「一気飲み」の強要などは、飲酒のできない人（４割の人が飲酒ができない人なのですから）に対しては暴力的な行為といえるのではないでしょうか。また妊娠・授乳期の女性、スポーツの前、入浴前、入浴中、服薬中など、飲酒は慎むほうがよい場合もあるのです。

3. 今日的な問題として

ＷＨＯが２０１４年に出版した資料によれば、アルコール問題と健康問題は次のように整理されるとしています（WHO：Global status report on alcohol and health-2014ed.）

①2012年においては約330万人の死者・もしくは全死亡者数の5・9%がアルコールに関連すると考えられること。
②同年男性の死亡者数の7・6%、女性の死亡者数の4%がアルコール問題に関連すると推測されること。
③同年1億3、900万人のDALYs (disability-adjusted life years)・もしくは5・1%の病気や傷害にアルコール問題が関与していると考えられること。

その他、結核症やHIV/AIDSなどの感染症と不適切な飲酒との関連性についても指摘しています。

先述(第1章)の「WHO資料」では、全自殺死亡のうち、22%はアルコール使用に起因しており、つまり、その人口集団においてアルコールが消費されなければ、5人のうち1人の自殺は起きないということを意味する、と報告しています。

1) アルコール対策

このような深刻な現状が続いてきたことから、2010年5月のWHO総会では、「アルコールの有害な使用を減らす世界戦略」が採択されました。

そして日本でも、アルコール依存症や不適切な飲酒などを健康問題や社会問題ととらえ、国・自治体や医療関係者などが問題解決に向けた対策を定めることを明記した「アルコール健康障害対策基本法」が平成26(2014)年6月1日に施行されました。

この法律成立の背景には、アルコール依存症患者の増大やアルコール関連社会問題の増大があります。「アルコール健康障害対策基本法」は、理念をうたったものですが、この法律は次のような基本的施策の推進を掲げています。①教育の振興等、②不適切な飲酒の誘因の防止、③健康診断および保健指導、④アルコール健康障害に係る医療の充実等、⑤アルコール健康障害に関連して飲酒運転等をした者に対する指導等、⑥相談支援等、⑦社会復帰の支援、⑧民間団体の活動に対する支援、⑨人材の確保等、⑩調査研究の推進等。

この法律はいわば理念法ですから、これに基づいた具体的な施策・活動が期待されています。厚生労働省研究班の推計によれば、アルコールに関連して何らかの問題を抱える人は国内に654万人、このうち治療を要する依存症者は80万人いるとされています。しかし実際に治療を受けている人は年間4万人に過ぎません。さらに自殺者の2割以上にアルコール関連問題がみられ、飲酒運転で検挙された男性の5割、女性の4割に依存症の疑いがあることが指摘されています。先述のように女性患者（潜在的な患者を含めて）の急激な増大（10年前の10倍）にも注目すべきです。一方、アルコール関連問題による社会的損失は年間4兆1，500億円にのぼるという指摘もあります。

過度の飲酒は心身の健康を損うことは昔から知られています。その最たるものがアルコール依存症であり、酒の飲み方を自分の意志でコントロールできなくなる精神障害なのですが、日本では「意志が弱い」といった個人の人格の問題と誤解され、根強い偏見が患者の治療を阻んできたことも事実です。しかし、先述のように今日の医学は、次のようなことを明らかにしています（猪野亜朗：アルコール健康障害対策基本法の概要と今後の課題．公衆衛生情報、

vol.44 no. 6, pp6-7, 2014.)。

・酩酊やアルコール依存症は、アルコールが脳を急性・慢性に変化させた結果である。
・長期の多量飲酒をしていると、誰もがアルコール依存症になる危険性をもつ。
・依存が生じると、意志よりも飲酒欲求のほうが強くなり、自力での脱出が困難になる。
・酩酊は、アルコールによって脳機能が低下した状態で本来の人格ではない。
・ストレスや不眠をアルコールで自己治療していると依存に陥りやすい。

2) 健診・保健指導プログラム

そしてアルコール問題への「介入」に関しては、減酒のための保健指導も欠かせないものとなります。厚生労働省が策定した「標準的な健診・保健指導プログラム」が２０１３年に改訂され、飲酒者へのブリーフインターベンション（brief intervention）（減酒の保健指導を簡易に系統的に行うための介入技法）の方法を用いるようになりました。

これはまず対象者を特定するために、ＷＨＯが開発したスクリーニングテスト（AUDIT：Alcohol Use Disorders Identification test）を行います。これは、①スクリーニングとして、飲酒の頻度や量、飲酒をやめられなかった頻度、飲酒による日常生活リズムの破綻頻度、迎え酒の頻度、飲酒による罪悪感や自責などといった項目について確認するものです。②として判定区分を行います。①の測定結果を区分して、「低リスク群」とされた人には情報提供を行って現状維持を促し、「減酒支援群」とされた人は、何らかの問題をきたしている可能性があるとして介入の対象とし、「依存症疑い群」とされた人は専門医療機関の受診をさせようとするものです。

そして減酒支援のためのブリーフインターベンションとして、「ステップ１：飲酒状況の確認」に基づいて「ステップ２：飲酒問題の評価」を行い、支援の内容を確認し、「ステップ３：目標設定」によって減酒を提案して、対象者自らが目標を設定できるよう支援するものです。そして「ステップ４：飲酒日記」を記入してもらい、支援を着実にできるようにする方法です（瀧村剛、樋口進：減酒のための保健指導．公衆衛生情報，vol.44 no.6, 2014.）。

3）患者家族とともに行う支援

アルコール依存症は、ひとりでこの病気と闘うだけでなく、家族などの支援が欠かせません。このような支援活動を継続している患者会の「全日本断酒連盟」のホームページでは、常習飲酒運転者とアルコール依存症、自殺とアルコール依存症の関係を指摘しています。

「依存症になった人間は次の依存症をつくりやすい」という言葉は、断酒会では常識となっているそうです。アルコール依存症の親をもつ子どもたちが、アルコール依存症になるケースが多いことはよく知られています。最近、女性のアルコール依存症者が増えていますが、彼女たちはＡＣ（adult children, すなわち機能不全家族のこと）であることが多く、そのほとんどはアルコールの前に摂食障害になっている、と指摘しています。断酒会での女性酒害者の体験談を読むと、自殺の話が自然に語られています。男性と比較して、飲酒時代に彼女たちがいかに追い詰められていたかを示すものといえます。

その例として、依存症の親によって受けた傷が原因で自殺につながることもあるし、依存症の親が自殺したことで、心に闇をもつようにもなります。親のアルコールで始まって、摂食障害→うつ病→自殺という流れもあれば、摂食障害→薬物依存→自殺、摂食障害→ギャンブル依存→多重債務→自殺、というケースもあります。

このような事柄を背景として、全日本断酒連盟ではアルコール問題からアルコール関連問題へと幅を広げた啓発活動を展開しています。

Ⅲ タバコ依存症

1. 禁煙条約について

そもそもタバコに含まれるニコチンという物質は、アルカロイドの一種で「毒物及び劇物取締法」に指定された物質です。主にタバコの葉に含まれています。このNicotineの名称は、1550年にタバコ種をパリに持ち帰ったフランスの駐ポルトガル大使Jean Nicotに由来しています。彼はタバコを薬物として使用したとされます。

ところが、このニコチンはさまざまな精神的・肉体的な依存性をもつことから、近年、医学的には問題視されてきました。前項のアルコール依存症やその他の薬物などの依存と同様、タバコ依存症はWHOの国際疾病分類（ICD-10）では「F17タバコ使用による障害」とされていることからもわかります。

WHOでも、2003年の第56回総会で「タバコの規制に関する世界保健機関枠組条約」

(WHO Framework Convention on Tobacco Control) がWHO加盟国の全会一致で採択されました。この条約の目的は、タバコの消費および受動喫煙が健康・社会・環境および経済に及ぼす破壊的な影響から現在および将来の世代を保護することにあります。わが国は、2004年に批准、条約は2005年に発効しました。

この条約の概要は次の通りです。すなわち、①タバコの規制のための仕組みまたは中央連絡先を確立または強化すること、②さまざまな人びと、とくに年少者のタバコの消費を減少させるうえで効果的かつ重要な手段であることを認識し、課税政策および価格政策を実施すること、③屋内の職場・公共交通機関・屋内の公共の場所などにおけるタバコ煙からの保護についての措置をとること、④タバコ製品の含有物に関する規制、⑤タバコ製品の包装およびラベルの健康警告表示、⑥喫煙の健康に与える悪影響についての普及・啓発、教育、⑦禁煙指導の実施、その他、憲法に抵触しない範囲内でタバコに関する広告に関して全面禁止または適切な制限措置をとること、未成年者がアクセスできないよう自動販売機について適切な措置をとること、などを条約締結国に義務づけています。2014年現在で179か国が締結しています。

この条約で興味深いのは「受動喫煙対策」です。締結国がタバコの煙にさらされることが死亡・疾病および障害を引き起こすことが科学的根拠により明白に証明されていることを認識したうえで、屋内の職場、公共交通機関、屋内の公共の場所などにおけるタバコの煙にさらされることからの保護についての効果的な措置・対策をとることを義務づけています。そして100％禁煙以外の措置（換気や喫煙区域の使用）では不完全であること、すべての屋内の職場、屋内の公共の場所および公共交通機関は禁煙とすべきであるとしています。

日本においては、平成15（２００３）年に施行された「健康増進法」において、食生活、運動、休養、飲酒、喫煙、歯の健康の保持その他の生活習慣に関する正しい知識の普及に関する基本方針が定められましたが、第五章第二節では「受動喫煙の防止」についてふれています。「第二十五条　学校、体育館、病院、劇場、観覧場、集会場、展示場、百貨店、事務所、官公庁施設、飲食店その他の多数の者が利用する施設を管理する者は、これらを利用する者について、受動喫煙（室内又はこれに準ずる環境において、他人のたばこの煙を吸わされることをいう。）を防止するために必要な措置を講ずるように努めなければならない。」として喫煙行動は本人の害となるだけでなく、受動喫煙についても定めています。これを受けて地方自治体では、禁煙条例などを制定して、喫煙に関するさまざまな規制が行われるようになったことは好ましい変化だと思います。

そしてＷＨＯの科学的根拠に基づいた政策の勧奨は、遠い世界の事柄ではないことをあらためて認識すべきだと思います。

2. 喫煙と健康障害

喫煙する人の生活行動をみていると、たとえば、１日20本のタバコを吸う人は、睡眠時間を除いたとして16時間で20本吸うわけですから、48分に１本の割合で喫煙することになります。でも実際には喫煙を禁じられている通勤電車の中やその他、喫煙不可能な場所での喫煙ができないことを考えれば、仕事などで活動している時間帯に30～40分に１本の割合で喫煙していることになります。しかも、その行動は常に「喫煙」という一定の規則的な行動を伴うものです。長期間喫煙してきた人は、このように社会的行動パターンを伴いながら、肉体的・精神的にタバコに「依存」しているわけで、現象としては医学的にも「依存症」とされて何ら不思議ではありません。ＷＨＯの疾病分類にもあるように、厳然とした病気です。

わが国では４人に１人が喫煙者といわれています。ところが喫煙は、本人の健康を傷害するのみならず、胎児や近隣の人たちへの健康障害にも結びつくことが明らかになっているにもかかわらず、意外に軽視されています。ここでは喫煙の障害の内容を厚生労働省のホームページから要約してみました。

1）　喫煙者本人への健康影響

喫煙が健康に及ぼす悪影響については、多くの研究成果が蓄積されていて、喫煙者に、がん、心臓病、脳卒中、肺気腫、喘息、歯周病など、特定の重要な疾病の罹患率や死亡率などが高いこと、およびこれらの疾病の原因と関連があることは多くの疫学研究などにより指摘されています。

たとえば喫煙男性は、非喫煙者に比べて肺がんによる死亡率が高くなっているほか、それ以外の多くのがんについても、喫煙による危険性が増大することが報告されています。また喫煙はＷＨＯ国際がん研究機関において発がん評価分類で「グループ１」（人間に対して発がん性あり。人間に対する発がん性に関して十分な証拠がある）に分類されています。

また喫煙者は、非喫煙者に比べて虚血性心疾患（心筋梗塞や狭心症など）の死亡の危険性が1・7倍高くなるという報告があり、脳卒中についても喫煙者は、非喫煙者に比べて危険性が1・7倍高くなるという報告もあります。

また、喫煙は慢性気管支炎、呼吸困難や運動時の息切れなどの症状が特徴的な肺気腫や喘息などの呼吸器疾患の原因と関連しているとされます。さらに、歯周病の原因と関連があるという報告もあります。

2）妊娠中の健康への悪影響

喫煙している妊婦から生まれた赤ちゃんは喫煙していない妊婦から生まれた赤ちゃんに比べて、低出生体重児となる頻度が約2倍高くなっているという報告があります。さらに、喫煙している妊婦は喫煙していない妊婦に比べ、早産、自然流産、周産期死亡（妊娠28週以降の死産と、生後1週間以内の早期新生児死亡）の危険性が高くなっているという報告があります。

3）周囲の非喫煙者への健康影響

他人のタバコの煙を吸わされる受動喫煙についての健康影響は、流涙、頭痛などの症状だけでなく、肺がんや虚血性心疾患などの疾患の死亡率などが上昇したり、非喫煙妊婦でも低出生体重児の出産の発生率が上昇するといった研究結果が近年多く報告されています。小児では喘息、気管支炎といった呼吸器疾患などと関連があると報告されています。また乳幼児では乳幼児突然死症候群と関連があるという報告もあります。

4）依存性について

タバコに依存性があることは確立した科学的知見となっています。依存とは、ある物をやめようと思っても強い渇望があり、やめられなくなった状態をいいます。依存の原因となる物質は、タバコ煙の成分に含まれるニコチンです。ニコチン依存は、国際疾病分類（ICD-10）や精神医学の分野で世界的に使用されている「精神疾患の診断・統計マニュアル第5版」（DSM-V）において独立した疾患として扱われており、タバコに依存性があることは確立した科学的知見です。

5）未成年者の喫煙

未成年者の喫煙は法律で禁止されています。青少年期に喫煙を開始すると、成人後に喫煙を開始した場合に比べて、がんや虚血性心疾患などの危険性がより高くなり、肺がんでは、20歳未満で喫煙を開始した場合の死亡率は、非喫煙者に比べて5・5倍となっているという報告があります。また、吸い始める年齢が若いほどニコチンへの依存度が高い人が多くなるという報告もあります。

以上のような公表された資料からもわかるように、わが国でもこの依存症という病気に関して、「禁煙」に対する取り組みを本格化する必要があります。

２０１４年度の世界禁煙デーでは、ＷＨＯは各国政府に対してタバコ税の引き上げを呼びかけました。すなわちＷＨＯタバコ規制枠組条約（Framework Convention on Tobacco Control；FCTC）の規定に基づき、各国政府はタバコ消費量を減らす方法として、タバコ製品に対する課税処置と価格設定政策を実行しなければならないと呼びかけました。タバコ税が高ければ高いほど、とくに低所得国の喫煙者を効果的に減らすことができ、かつ若年層の喫煙開始を予防することができるとの研究結果を根拠にしています。そしてタバコ製品の価格を10％引き上げるための課税処置によって、高所得国では約４％、低・中所得国では約８％のタバコ製品消費量を減らすことができるとしています。

3. Endgame に向けて

禁煙に対する世界各国の取り組みは、近年目覚ましいものがあります。その取り組みは、Endgame に向かっているものと思われます。この Endgame とは、チェスゲームであと数手まで残した最終局面のことをいうのですが、「特定の期間内にタバコ流行の終焉を迎えるため、タバコ流行を維持する構造的・政治的・社会的ダイナミズムを変えるか、永久に除去するように設計されたイニシアチブ」（２０１４）とされています。

すなわち、禁煙運動に関係するプロセスとゴールを包含し、健康障害を鑑みると、タバコ使用を終焉させる過程の最終局面です。それは次のような目標に向かっていると考えられます。

- 目標はタバコ使用のゼロまたは限りなくゼロ
- タバコ製品の商業的販売の完全終止
- 社会におけるタバコ使用の非正規化
- 子どもたちをタバコ使用にさらさないこと

Endgameに向かっている代表的な国々は以下の通りです。

・フィンランド：２０４０年までに０％
・ブータン：２００４年タバコ販売の禁止
・アメリカ合衆国：２０１４年タバコ流行の終焉戦略
・ニュージーランド：２０２５年までに５％
・日本：２０２２年までに12％

なお、平成24（２０１２）年の調査（厚生労働省国民健康栄養調査）では、日本人の喫煙率は20・７％で、前年より上昇しました。男性の喫煙率は34・１％で、やや増えており、20〜40歳代が増加しています。一方、女性の喫煙率は９・０％で、20〜50歳代が12％前後で、それ以降は低い値を示しており、男性に比べ、平成元（１９８９）年より９〜12％の間を上下しながら漸減しています。

第4章
認知症患者への総合的アプローチ

Ⅰ 認知症症状は生活場面に現れる（対談）

1. 病名告知をめぐって

◇篠崎

ある脳神経外科医のケースを紹介します。これは「g2」という雑誌に紹介されたもので、ノンフィクション作家の人が執筆したものです。〔「脳神経外科医　若井晋12年間の闘病記：東大教授　妻と認知症を生きる―アルツハイマー病は、神様が与えてくれたもの」（執筆・阿部崇）「g2, vol.12, 2013.1」（講談社）〕

この報告では、脳神経外科医として将来を嘱望されていた若井先生が、アルツハイマー病と診断されるまでの経緯や夫人とのやりとりがルポの形で紹介されています。詳細は省略しますが、初期には、漢字が書けない、ネクタイが結べない、ATMが使えないといった症状が出現したところからルポを書き起こしています。岸川先生は、どのように若井先生のこのルポの経

註　岸川雄介先生略歴：京都府立医科大学医学部卒業。ケースウエスタンリザーブ大学医学部精神内科・アルツハイマーセンター留学。社会保険神戸中央病院精神科部長、恒昭会藍野病院副院長、社会医療法人城西医療財団ミサトピア小倉病院副院長・同財団クリニック院長を経て開業。現・安曇野なき診療所長。著書：『痴呆の介護に困ったら』ワールドプランニング，2003．『すぐ役に立つ家族のための認知症介護』（監修および第4章執筆）誠文堂新光社，2010．『認知症―なぜこうなるの？　どうすればいいの？〈認知機能篇〉』SEC出版，初版第一刷．2012．

緯をお読みになりましたか。

◇岸川

若井先生ご自身もつらかったでしょうね。

◇篠崎

若井さんは自覚をしていたのですね。患者さんはだいたいそうなのですか。そのような早い時点で治療方針を決めたほうがいいのですか。

◇岸川

私自身は20年前にアメリカで臨床の研究をしていたのですが、アルツハイマーの場合はアメリカでは初期だろうが何だろうが病名をズバッと言います。告知しないといけないことになっていますから。でも告知を受けた側から言うと、告知を受けた人や家族の衝撃はとても大きいのです。告知をする代わりにサポートをつけなければいけないので、psychologist や social worker がサポートするのですが、告知を受けた人の側からはとてもきびしい現実が待ち受けていると感じました。本人はともかくつらそうにしているのです。

◇篠崎

オランダでは自殺の幇助に関する法律を施行したら自殺者が増大したといいます。そのような落胆により自殺を考える人が増えるのではないか。そのくらい告知を受けた人の衝撃は大きいということですね。

◇岸川
私もアメリカに行った当初は、告知すべきという考え方でした。しかしある患者さんに遭遇してからは、告知はそれだけでいいのかと考え込みましたね。
◇篠崎
サポート体制が整っていても、ですか。
◇岸川
少し調べたり読んだりすれば、この病気は将来治癒の見込みはなく深刻なものであることはすぐわかるわけですからね。だからこの病気を抱えながら生きていくことに意味はあるのかと考えてしまうのが普通ですよ。
◇篠崎
日本では認知症の告知の現状はどうなのですか。
◇岸川
アメリカのように鮮明ではなく１００％告知ではないし、曖昧なままですね。でも全体的な流れとしては本人に告知をしているのが現状です。若年性アルツハイマーの場合にはとくにそうですね。ですから患者さんに希望をもてるようにしてあげないと、そこが問題です。
◇篠崎
若井先生の場合には信仰もあり奥さんの深い理解もあって療養が続いているのですが、信仰のゆえだから生き続けるといっても、信仰だけでも難しい…。

◇岸川
オランダだってキリスト教の信仰の篤い人が多いでしょうが、アメリカのケボーキアンの自殺装置もそうですし。信仰があるからといって解決できる問題でもない。
◇篠崎
若井先生の場合は奥様の苦労も続いている。若井先生の息子さんは表には見えない母親の日々の格闘ぶり、つまり食事や排泄、着替えもひとりではできないご主人との日々の苦労を述べています。
◇岸川
そうですね。マスコミなどの扱いも問題です。私が「地域づくり」と言っているのは、なんとか総合的な支援体制を作っていけたらと考えているからです。絶望させずになんとか生きる希望をもたせることができないかと。そうでなければ患者さんは絶望の淵に置かれる。患者さんや家族を支えるケアを地域でできるようになったら、病名を告知してもいいと思います。
◇篠崎
患者さんや家族を支える体制がないのに、告知を云々するのも確かに意味はないですね。
◇岸川
私自身もアメリカから大学病院に帰ってきてしばらくは告知していました。しかし、先ほど言ったように、大変きびしい患者さんの体験をしてからは考え込みましたし、現在でも迷い続けています。

◇篠崎

告知の問題は、医師も、患者さんからの質問をいつも受けなければならないという立場に置かれる、つまりこの病気は治るんですか、この薬は効果があるんですかといったような質問ですね。このようなことが続くことは医師にとってもつらくて苦しい事柄ですからね。しかも訴訟を起こされる可能性もあります。

◇岸川

ですから遠回りですけれど、地域での体制ができてから、アルツハイマー病でも生活できるのだ、生きられるのだという自信をもてるようになってから告知をすべきという立場に変わりつつあるのが現実です。

◇篠崎

この病気は、患者さん自身も認めたがらない、家族も認めようとしたがらないということが言えると思います。ところが医療者や介護の専門家たちは、この告知を前提として仕事を進めようと考えるのも当然のことですね。しかしこのギャップを認識しなければならない。

◇岸川

専門家の精神的な負荷と本人や家族とのそれも、単純に比較はできないですからね。

2. 認知症は生活場面に現れる症状

◇篠崎

岸川先生は認知症診療の専門家として、長年診療現場でやってこられて、その経験をユニークな本としてまとめられました（『認知症―なぜこうなるの？　どうすればいいの？〈認知機能篇〉』ＳＥＣ出版、初版第一刷、２０１２．10）。この本は一般の人にも読みやすく執筆されていますが、一般臨床に携わる医師や看護・介護の専門家にも示唆に富む内容が書かれていると思います。

そのなかで先生は認知症という病気の特質を４つに集約しておられます。その１つは「①認知症は生活場面で現れる症状であること」、２つ目は「②認知症は全身状態の結果として起こること」、３つ目は「認知症になるということは障害を抱えて生きるということ」、そして４つ目は「認知症は介護者の困窮でもあること」の４つです。いずれも狭義の身体医学的な見方からは予測できない視点です。

①の認知症は生活場面で現れる、という点に関しては、岸川先生は次のように書かれています。「家族の方から聞いていた症状と入所してからの症状が、まったく違っていたということがよくあります。家での状態を聞いて重い認知症と思っていた人が、入所すると驚くほど軽かったというケースは少なくありません。」この点を少し具体的に説明してください。

◇岸川

それは、家では病気による脳の働きが低下しているにもかかわらず、今までと同じ生活をしなければいけなかったからであり、家では家族と患者さんとの間に深い人間関係があって、心理的にも複雑だったからということに起因します。ところが施設では、患者さんに色々な複雑な人間関係が出ていても、個人的には深いかかわりのないスタッフが、低下した脳の働きを補ってくれるので、患者さんの混乱や周囲の困窮としての症状が家にいるときほど強くならないというだけのことです。

認知症は生活の場で現れる症状ですから、生活の環境が変われば症状が違ってくるのは当たり前のことです。言い方を変えれば、脳の働きの低下した人が、低下した機能を使わないですむ環境にいれば、症状が軽くなるのは当たり前なのです。

◇篠崎

われわれの認知症の患者さんのケースカンファレンスの場では、今まで精神科医療の場などで受けてきた患者さんの診療内容に疑問をもたざるを得ないケースに遭遇します。この病気の難しさでもありますね。

◇岸川

医師の診察室は通常の生活の場ではありません。ですから生活場面で現れる認知症の症状を実際にみることはできません。そうした患者さんの様子を一番よく見ているのは、家族や介護スタッフです。また認知症はスケールやＭＲＩ（magnetic resonance imaging）だけで診断できるものでもありません。スケールはおおまかな認知機能の目安を測り、病気の変化の度合いを簡単につかむのには役に立ちますが、ＭＲＩでは認知機能を評価することはできません。

◇篠崎
そのような生活場面で現れる症状を見続けることができない医師の責務とは何なのでしょうか。
◇岸川
認知症は生活場面で現れる症状ですから、正しい知識をもち冷静な目で見ている介護者の生活場面での情報がきわめて重要です。医師がすべきことは、「認知症」の診断ではなく、その原因となっている「認知症疾患」と「脳機能障害」の診断です。そして、その疾患によって起こる症状を見きわめ、正しいケアのアドバイスや治療を行うことです。

3. 脳を含む身体全体が認知症という状態を作り出す

◇篠崎
認知症は、身体疾患との関係で説明される疾患でもあります。これが先生の言われる2番目の「全身症状の結果として起こる認知症」ですね。例として脳血管性認知症は、脳梗塞や高血圧症、動脈硬化や糖尿病との関係が指摘されています。アルツハイマー病も脳の神経細胞が老化以上に早く減っていく病気とされていますが、このような身体疾患との関係で現代の医学ではどこまで解明されていますか。
◇岸川
低栄養状態や慢性の呼吸器疾患、心臓疾患などは、脳に送る栄養や酸素量を低下させていて、脳の働きを低下させている可能性があります。うつ病やうつ状態が長引くと、脳の働きが落ちていきます。アルツハイマー病やレビー小体病などの病気の患者さんが、今のような病気になると、症状としての認知症を悪化させることがあることもわかっています。他方、夜間の睡眠を妨げる頻尿や痛みを和らげることで、認知症の症状が軽くなることもわかっています。

本当は痛みがつらくてイライラしているのに、または夜間頻尿で夜眠ることができず、もうろう状態になって混乱しているのに、それを周辺症状やＢＰＳＤ（Behavioral and Psychological Symptoms of Dementia）という症状だからと、さらに向精神薬を使ったり精神科病院に入院させたりしても、良くはなりません。心不全の状態や呼吸の状態が悪くて苦しくなっているときにも同じです。つまり、「認知症」という何か漠然とした病気があって、ＢＰＳＤや周辺症状なるものがその「認知症」という病気のひとつの症状としてあるという考え方をしてはいけません。脳を含む身体全体が認知症という状態を作り出すのだということを理解する必要があります。

4.　総合的なアプローチに向けて

◇篠崎

２０１３（平成25）年7月27日の毎日新聞では、認知症であることを自らが語る会の活動について報告されていました。ここに実名で登場する一人の人は、アルツハイマー型認知症と診断されて以来、自分の名前を公表し、前向きに暮らすメッセージを発信しているそうです。スケジュールや出来事はパソコンやタブレット端末に記録したり、インターネットの交流サイトに投稿したりしているそうです。また彼は途上国支援のＮＧＯで週１回ボランティアをしているそうです。この日の記事では、そのほか観光案内所でボランティアをしている患者さんや、患者さんとの交流によって地域の理解者が増えてサポートする人たちが出てきた市町村のケースなど、認知症の本人と地域の人がともにより良く暮らせる可能性について、実証例を交えて報告しています。

また２０１３年12月13日朝のＮＨＫの番組では、私がかつて院長をやっていて岸川先生が副院長をしておられたミサトピア小倉病院での多職種や地域を巻き込んだ活動が、認知症患者に対するあるべきモデルとして紹介されていました。ここでは、認知症患者に対する岸川先生の深い経験に裏打ちされた革新的な方法が紹介されていました。

◇岸川

認知症の人を本当に理解し、寄り添い、支えようとするならば、まずその人がどんな障害を抱えて、どのような目的で行動して生きているかを理解していくことが必要です。認知症になるということは、さまざまな障害を抱えて生きていくことを意味しています。認知症は、記憶力だけを低下させるわけではありません。とくに知覚障害と運動機能の障害は重要な要素です。認知症の人は脳の機能低下が周囲との間で障害となって現れ、周囲との不適応を起こして症状となりますが、それでも認知症の人は目的を達成しようと行動しているのです。

ですからあてもなく徘徊しているアルツハイマー病の方を私は診たことはありません。いくら脳の機能が低下しても、人間はそんな単純なものではない。道に迷ってしまい、それでも目的地にたどり着こうとし、探している人に会おう、今いる場所がどんな場所かつかみ取ろうと、それぞれの目的を果たすべく懸命に行動しているのです。

道順記憶の障害、地理的方向性や位置関係の理解の障害、ミスの自覚の障害などを抱えながらも、自分の目的を果たそうと頑張っています。それを目的もなく「徘徊」しているなどと考えるのは悲しいことです。

また認知症の患者さんは介護者の助けなしにはきちんとした生活を営むことはできません。介護者は、家族であったり、看護師、介護士、福祉スタッフですが、とくに家族の人たちが疲れ切ってしまうことがおうおうにしてありますが、介護者が疲れ切ってしまえば、認知症の人の症状も悪化しますから、この人たちが困窮しないようにすることも大切です。認知症の人の治療やケアは、患者さんの生活の満足感を目指してあげること、すなわちＱＯＬ（Quality of Life, 生活の質）の改善が目的ですが、同時に介護者のＱＯＬを改善していくことも大切です。

5. 認知症に対する世界の関心

◇篠崎

２０１３年12月には、Ｇ８で認知症を世界の保健課題にしようとする会議が開かれました。これは、世界で患者数が急増すると予測されている認知症について、Ｇ８各国が話し合う初めての「認知症サミット」ともいわれました。

開催の背景には、高齢化に伴って認知症の人が急速に増えている現状があります。認知症の人はイギリス国内におよそ80万人いて、治療や介護にかかる費用は年間230億ポンド（日本円にしておよそ3兆9、000億円）にのぼっています。そして2040年までには人数が倍に増え、対策にかかる費用も3倍になると予測しています。イギリス政府は抜本的な対策が必要だとして、2009（平成21）年に「認知症国家戦略」を策定し、早期診断の徹底や、認知症の人や家族への支援体制の充実、認知症に対する理解促進などの取り組みを進めてきました。日本にとっても同様に、認知症対策は国家的な規模の対策が喫緊の課題といわれています。

一方、治療薬の開発については、アルツハイマー病を巡っては、これまでに症状の進行を遅らせる薬は開発されていますが、治療薬や予防薬は依然、開発の途上にあります。アルツハイマー病の発症は、「βアミロイド」という特殊なたんぱく質が脳にたまることが原因のひとつだと指摘されています。1992（平成4）年にJ. Hardyがアミロイドカスケード仮説を提唱し、この仮説は現在のアルツハイマー型認知症のコア理論となっています。

アメリカでは、症状が現れる前に予防的な治療を始める必要があるという認識が広がり、新たな取り組みが進められています。ボストンにある病院が中心になって進めているプロジェクトでは、βアミロイドが脳にたまり始めていても症状が現れていない高齢者に、蓄積を防ぐ薬を投与して効果を調べる臨床試験が始まっています。このような治療薬の開発や予防のためのアプローチが開発されつつあります。

薬物療法については、1983（昭和58）年には、世界初のドネペジルがわが国で開発されました。わが国では１９９９（平成11）年にドネペジル、２０１１（平成23）年にガランタミン、メマンチン、リバスチグミンの４剤が承認されています。

さらに２０１２（平成24）年にはＷＨＯからDementia; a public health priority《日本語版『認知症：公衆衛生対策上の優先課題』日本公衆衛生協会、２０１５年４月》が発行されました〔なおこの日本語版はＷＨＯのホームページでも閲覧が可能です（http://www.who.int/mental_health/publication/dementia_report_2012/en/)〕。この本の要点を述べてみます。

認知症患者は世界で増え続けています。このことを背景として、ＷＨＯはかつては考えられなかったような視点から「公衆衛生上」の問題として認知症を考えるべきだとしています。すなわち、かつてＷＨＯは世界の人知を集合して、感染症対策などを中心として世界の保健計画を立ててきたのですが、今日では「認知症」対策を公衆衛生上の観点から急ぐべきだとしています。そこには、20世紀には保健医療ケア対策が功を奏して多くの人が健康的に長生きできるようになった結果、高齢化が進み認知症などの非感染性疾患患者が増加したという背景があります。また認知症は治癒させるための決定的な治療法は現在のところなく、進行の過程を変化させる治癒法もないとの前提に立っています。

ＷＨＯでは、前提として認知症は自然な老化現象ではなく、「さまざまな脳の障害が原因となって生じる慢性または進行性の症候群で、記憶・思考・行動・日常生活行動に影響が及ぶ疾患」ととらえています。そのうえで、認知症対策を独立した施策・計画として策定するか、複数の保健・メンタルヘルス・高齢社会の政策や計画として統合すべきとしています。

この報告書は、4つのワーキンググループ、①「疫学・種類・分類・コスト」、②「政策・法律・保健システムおよび社会支援構造」、③「意識向上および教育・一般社会/専門家の動向/倫理的側面」、④「介護者」のおのおのから検討されました。そして実に膨大な資料が世界各地から集積されました［高所得国・LMIC（low-and middle-income countries）合わせて30か国からの調査資料］。なかには適切な資料が提出されない国や、統計が正確とはいえない国、認知症の専門家がほとんど不在の国もあるため、厳密ではない部分があるとはいえ、世界各国で認知症患者が増え続けていることは明らかであることを指摘しています。そして認知症の推定患者数は2010年で3,560万人とされ、2030年には6,750万人、2050年には1億1,540万人になると予測しています。有病率は、60歳以上では7・1%。2010年の世界の認知症の社会コストは6,040億米ドル（約60兆円）とされ、世界のGDPの1%に相当するとしています。

またLMICではとかく精神・神経障害に対する優先度が低いために、認知症に対する認識も低いことを指摘しています。

高所得国・LMICにかかわらず、認知症の人と介護者に対する社会的保護・人権・倫理といった面については、さまざまな問題を抱えているのが現状であり、それゆえに普遍的な社会的支援に向けた対策が急務であるとしています。WHOが「公衆衛生的なアプローチ」を強く提言する所以です。具体的には、認知症の人と介護者の法的保護、早期受診の勧奨、都市部・農村部のセーフティネットの格差の是正、事前の保健医療計画書、保健医療専門家の診断告知に対する考え方や公明さへの配慮、偏見打破の必要性、長期介護サービスの確保と継続的なサービスの提供と細やかな対策、レスパイトケア（休息ケア）の導入、緩和ケアといった多岐にわたる事例を紹介しながら、各国が取り組むべき課題を整理し施策へとつなげることを促しています。

報告書では、「介護者と被介護者にとって、介護とは重要な転換期を伴いながら長期にわたり変化し続けるプロセスであり、介護とは「生涯の仕事」と言われることもある。介護の開始時間を特定することは難しい。認知症が発症する前から行われていた支援の提供・受け入れを含む、慣習的な家族内のやり取りとして自然に発生しがちである。介護の必要性は、認知症の正式な診断の前に発生することもあれば、診断後に発生する場合もある。介護の必要性は、家事・経済活動・社会活動の支援増加から、日常生活の介護、さらに場合によっては、ほぼ常時への見守りへと、時間が経つにつれて高まっていく。重要な転換期には介護専門職の関与、施設への入所、死別などが含まれる。」（p.79）と介護現場の要点を記述していますが、これは介護の要点を実にうまく表現しています。

また「誰が介護を行うのか」の項では、次のように述べています。すなわち、「認知症の（家族）介護は難しく、時間、労力、時には肉体的労力が介護者には必要である。この疾患はゆっくりと進行するため、家族は長年にわたり介護を行い、長期間にわたり高度のストレスを受け続けることが多い。このような高度のストレスによる影響は、休息時間のない長時間の介護を行うことに伴う慢性的な疲労によって増強される。…疾患の後期では、認知症の人がコミュニティ内に居住し続ける場合、通常、介護者には介護専門職による援助が必要になる。」とする一方、LMICの多くでは、子としての義務や責務が介護の主要なモチベーションとして報告されていることも事実（アフリカ諸国、インドなど）としています。そして認知症の人の家族介護者は、大うつ病や不安障害などの情動障害に罹患しやすいことも報告されています。

チャプター6「認知症に対する一般社会の理解：自覚から受容まで」では、周囲に認知症の知り合いが多いにもかかわらず、認知症の理解度は低い現状を指摘しています。「このような理解不足は、認知症の発症への恐怖心を生み出し、忌避や差別などの偏見を助長している。この偏見によって、認知症の人、介護者、家族は社会的に孤立し、診断や援助を求める行動の遅れにつながる。」とし、多くの人びとが認知症の症状を知らない・認識していないとして、認知症が自然な老化の産物ではなく、疾患プロセスとして理解することが重要なことを述べています。ここでも認知症患者に対してもスティグマが存在することを指摘しています。

他方では、この報告書の中で注目すべきは、必ずしも豊かな生活を送っていないにもかかわらず、地域社会が伝統的な慣習を守り、認知症患者に対する適切な介護を行っている例も紹介しています。そのひとつがオーストラリアにおけるアボリジニの人たちの認知症患者に対する対応です。アボリジニの人たちは平均余命は短く、栄養レベルや教育レベルも低く、認知症の罹患率も高いことが指摘されているのですが、この人たちは何代にもわたり口頭で伝承されてきた知恵、知識、文化を維持しており、伝統薬、家族にかかわる社会情緒的な話、土地の保護、伝統的食物などを背景として、人道的理由に対する社会組織も強化され、他人を介護する気持ちによって慎み深さや辛抱強さを学び、幸福感を共有していることを報告しています。

そして報告書では「重要なメッセージ」として、いくつかの注目すべき対処の方法や政策提言を行っていますが、次の点に注目すべきだと考えます。

「…以下の項目を行い、すみやかに行動を実行すべきである。
※認知症に優しい社会を世界的に促進する。
※全世界において認知症を各国の公衆衛生および社会的ケアの優先課題として位置づける。
※一般社会および専門家の認知症に対する態度や理解を改善する。
※保健・社会システムに資金を提供し、認知症の人と介護者のための介護やサービスを改善する。
※公衆衛生の研究課題のなかで認知症の優先度を上げる。」

6. 日本のこれからの認知症対策に関して

◇篠崎

認知症は21世紀の人間社会に新しい挑戦を投げかけている病気であることは間違いのないところです。そして日本でも「認知症施策推進5か年計画（オレンジプラン）」（平成25年度から29年度までの計画）が策定されました。これについては後ほどふれますが、これに先立って、平成24年6月には、厚生労働省は「今後の認知症施策の方向性について」の報告書をまとめています。この報告書を読んで、私は当時は臨床の現場にいたのですが、とても違和感を覚えたことを記憶しています。

それは、なぜかというと、この報告書では、「ケアの流れ」を変えるとして、「〝認知症の人は、精神科病院や施設を利用せざるを得ない〟という考え方を改め、〝認知症になっても本人の意思が尊重され、できる限り住み慣れた地域のよい環境で暮らし続けることができる社会〟の実現を目指している。」としています。

ところが、私たち認知症医療の場では、家族や患者さんが在宅での生活が最適と考えて、その生活を継続するためにあらゆる努力を続けてきたにもかかわらず、家族への暴力、失火、徘徊といった困難が続き、家族も患者さんも疲労困憊して倒れそうになって精神科病院にたどり着くというケースが多いことを経験してきました。こうした経験からいうと、この報告書で安易に「住み慣れた地域のよい環境…」といった表現が空虚に感じられ、患者さんと家族の抱える現実と、この報告書との間のギャップを強く感じさせたのでした。

現場の多くの医療者たちが、同様な意見をもっていることにも驚かされました。斉藤正彦氏（都立松沢病院院長）は次のような意見を寄せています（斉藤正彦：人口減少・高齢化と今後の精神医療、私はこう考える―認知症をはじめとした老年期精神医学の立場から．日精協誌．第33巻第9号、p.36‐40、２０１４．９）。斉藤氏は、後期高齢者の認知症の有病率は高くなるとしたうえで、この報告書の中で、認知症の人が〝精神科病院や施設を利用せざるを得ないという考え方を改めるべき〟という前提そのものを批判しています。「介護家族の多くは、可能な限り本人の意思を尊重しようとしている。それができなくなるのは、認知症を引き起こす疾患の進行が、本人の意思通りにしていては生活が成り立たないような事態を出来するからである。認知症は見当識の障害、記憶障害等、さまざまな認知機能の低下によって、「住み慣れた地域」を不安に満ちた不確かな世界に変えてしまう病気であるからこそ、多くの患者が苦しみ、家族が悩んでいるのではないのか？　報告書は、認知症の病態を理解せず、現在、必死に生活している患者や家族の努力を無視している。」そして、「…地域環境の秩序を保てない、衛生を保てない、失火の危険がある、夜中の大声等々の迷惑行動、私たちはそうしたものにやさしく寛容だろうか？　そんなことはない。松沢病院に入院を余儀なくされる患者のかなりの部分で、周囲の住民への迷惑行為が入院決定の大きな要因になっている。」といった精神医療の直面する現実を直視すべきとしています。そして斉藤氏は、（認知症患者・家族を含めた）低収入核家族に対する住宅政策、介護施設整備を放置したまま入院のハードルを上げ、早期退院を強要するような方針を批判しています。慧眼だと思います。

ところで、「認知症施策推進5か年計画（オレンジプラン）」についてですが、厚生労働省の平成25年度から29年度までの5か年計画では、次のようなことが計画されています。要点のみ記します。

①標準的な認知症ケアパスの作成・普及

②早期診断・早期対応

・かかりつけ医認知症対応力向上研修

・認知症サポート医養成研修

・認知症初期集中支援チームの設置
・早期診断等を担う医療機関の数の整備
・身近型認知症疾患医療センター（早期診断・早期支援、危機回避支援）
・地域包括支援センターでの地域ケア会議の普及・定着
③地域での生活を支える医療サービスの構築
・認知症の薬物治療に関するガイドラインの策定
・精神科病院に入院が必要な状態像の明確化
・退院支援・地域連携クリティカルパス（退院に向けての診療計画）の作成
④地域での生活を支える介護サービスの構築
⑤地域での日常生活・家族の支援の強化
・認知症地域支援推進員の増員
・認知症サポーターの増員
・市民後見人の育成・支援組織の体制を整備
・認知症の人やその家族等に対する支援（認知症カフェなど普及）
⑥若年性認知症施策の強化（若年性認知症支援のハンドブックの作成など）
⑦医療・介護サービスを担う人材の育成

網羅的でよく検討されてはいますが、その実現には大変な努力と国民の理解が必要になると思います。

なお平成27（２０１５）年11月に「新しいケアと予防のモデル」をテーマに「認知症サミット日本後継イベント」が開催され、これを機に「新オレンジプラン」が策定されました。この新戦略には次の７つの柱があります。

①認知症への啓発活動の推進
②認知症の容態に応じた適時適切な医療、介護の提供
③若年性認知症施策の強化
④介護者への支援
⑤高齢者に優しい地域づくり
⑥認知症の予防法、治療法、リハビリテーションモデル、介護モデルの研究開発と成果の普及
⑦認知症の人やその家族の視点の重視

具体的には認知症疾患医療センターの整備と初期集中支援チーム（医師・看護師・精神保健福祉士等）の設置があげられています。

岸川先生との対談は以上ですが、次に認知症の専門医としての岸川先生には、認知症に関する講演記録がありますので、これを掲載させていただきます。

Ⅱ　脳の機能低下と関連する認知症の症状群について（岸川雄介先生の認知症ゼミナール）

認知症疾患にはさまざまなものがあり、その結果として起こる脳の機能低下にもさまざまなものがあります。私はこれらを大きくA～Hのように分類しています。以下に生活場面に現れるおのおのの症状について述べます。

1. 間違いに気づかない（自覚の障害）

これはそのときそのときにしてしまう間違いに気がつかないということです。認知症疾患に罹った人でも、自分がこの頃少し変だという自覚はもつことはできます。まして、病気であるという自覚は、病気がまだ進行していないときに、愛情をもってきちんと何度も説明してあげれば、十分に自覚していくことができます。人はさまざまな間違いをします。でも間違ったことに気づけば、大きな問題になる前になんとか修正していくことも可能です。

［症状］としては、「嘘や作り話をする」「いい加減な言い訳ばかりする」ことが特徴です。はたからは明らかにちゃんと思い出せていないことがわかっているのに、本人はまったく気がついておらず、あたかもきちんと思い出せたように話を合わせてきます。大切な人、尊敬している人、いつも頼りにしていた人のこういう姿に接することは、本当につらいことです。でも決

して認知症でいい加減な人になってしまったわけでも、性格が変わってしまったわけでもありません。

私の経験では、ほとんど質問されたことに答えるときに、一番思い出しやすいことを思い出して、それで自分なりに理解しているのだと考えられます。言い訳もそうです。過去に実際そうであったことが多いから、ついそのことを思い出してしまうのだと思われます。作り話や言い訳には、根拠があるのだと考えてください。

2. 注意力の低下、軽い意識混濁

認知症は注意力の低下をもたらし、日常生活を一定に保てなくなります。記憶力低下や遂行機能障害などの認知機能障害が、注意力の低下や軽い意識混濁によって起こっている場合もありますし、疾患自体によるこれらの障害に、ほかの原因による注意力の低下や意識混濁が重なって症状を悪化させていることもあります。

［症状の1］としては、昼寝の後や夕暮れ近くなると幻覚や妄想が出てきて、興奮したり急に家から出ようとすること。認知症疾患に罹った人は、そうでない人よりいっそう寝起きや夕暮れ時にはぼんやりして注意力が落ちていることが多いようです。加えて高齢の人では視力や聴力が低下していますから、さらに錯覚を起こしやすく、幻覚が見えたり、妄想的な思い込みで行動してしまったりしやすくなります。

［症状の2］としては、母親が自分を娘や息子であることをわからなくなってしまい、娘であ

る自分をさして「お母さん」と言ったりすることがあります。

このようなことも少しぼんやりしているときに起こります。言葉の言い間違いが言語機能の低下で起こりやすくなっているうえに、注意力の低下でよけいに言い間違いや勘違いが起こりやすくなっています。

私の経験では、特殊な例を除いて、かなり認知症疾患が進行してしまった人でも、親子関係がわからなくなることはないと思います。たびたび会っている主治医の私のことは「はじめまして」の他人でも、最近生まれたお孫さんのことはよく覚えていたりします。記憶というのは脳の部分のどこかでしているのではなく、脳全体でなされていることだと思いますから、親子関係のようなものは、他人との関係とは違う形で記憶されているのかもしれません。

[症状の3] としては、すぐに気がそれてじっとしていない。集中させようとすると怒ることがあげられます。これは注意力のなかでも、持続力の低下と適度に注意を向ける力が低下していたり、過剰になっていたりする結果起こります。前頭葉が障害された血管性や前頭側頭型で比較的初期から現れる症状です。認知症状のある人には使われることがないとは思いますが、もしパーキンソン症状を和らげる抗コリン薬を服用している場合には、よく起こります。基本的には、この注意力を改善することは困難です。その人の集中できる時間を作ってあげるようにするしかありません。デイサービスなどでほかの人と一緒にいたり、身体全体を使うとかなり違ってきます。場合によってはTVに集中させるのもひとつの手段です。

[症状の4] としては、いろいろな料理を並べても目の前のものしか食べない、あるいは着替

えを置いておいても目についた1つのものしか身に着けない、といったことがあります。これは、注意力の低下というより、注意視野の問題といえます。注意視野というのは、見えている範囲としての視野というよりも、きちんと見ている範囲の視野という意味です。認知症疾患、とくにアルツハイマー病に罹ると、この注意視野の範囲が狭まります。とくに真ん中と端では、端に注意がいかなくなります。ですから目の前に置かれたものにしか注意がいかないのです。

これと似た現象として、半側空間無視という現象があります。見えている物のそれぞれの半分しか見ていないという現象です。これは脳梗塞（とくに右大脳半球の頭頂葉の梗塞）でみられます。

このような脳機能低下もあるのだと頭に入れておいて、真ん中を意図的に作ってあげるだけでも注意してもらえる範囲を広げることができます。

3. 知覚機能の低下

1) 嗅覚障害（匂いがわからない）

アルツハイマー病、レビー小体病やパーキンソン病などでは、病気のかなり早い段階からこの嗅覚障害が現れます。匂いのすること自体がわからないのか・匂いのすることはわかっていても何の匂いかがわからないのか、また低下の程度はその人によって違います。

［症状の1］として、失禁に気づかず平気な顔をしている、尿で汚れたものを平気でゴミ箱に捨てたり、箪笥にしまいこんだりする、といったことがあげられます。失禁は、必ずしも認知

症疾患のみで起こるのではなく、高齢になると膀胱機能自体が低下します。女性では膀胱括約筋の問題、男性では前立腺の問題があります。ですから、泌尿器科を受診することも大切です。決して認知症＝失禁とは考えないことです。ほかに原因があるなら、まずそれを改善することです。

［症状の2］として、便を手で拭き取ってどこかになすりつけたり、便で汚れた物でも気にせずしまいこむということがあります。便意はある人が多いのですから、これも嗅覚の障害で説明できると思います。大便そのものを認識できなくなっているのではなく、嗅覚がきちんと働いていたら、そのような行動はしないと考えられています。弄便という行動も、原因のひとつには嗅覚の障害があると考えられます。同様に、腐ったり傷んだ食物を口に入れてしまう、洗剤や油など普通なら飲まない物を飲んでしまうといったことも、嗅覚障害から起こるものと考えられます。このような場合には、治療は困難ですから、バリア・フリーを考えてあげることが適切です。周囲が困らないことを優先して、早めに片づけることが大切です。

2）味覚障害（味がわからない）

嗅覚障害と同様に、味のすること自体がわからないのか・味のすることはわかっているが何の味なのかがわかっていないのか、程度はその人によって異なります。

［症状の1］として、色々な味を混ぜこぜにしても平気で、周囲の人が不快感を抱く。また漂白剤や殺虫剤など生命に危険なものを飲んでしまうといった行為をしてしまうことがあります。甘いものばかり食べるようになったという人もいますが、低下した味覚機能のなかでも甘い感

覚はよく残るので、味としてわかる甘いものを食べるようになると考えられます。

主婦の場合などで、料理の味付けがいい加減になることがあります。これは後述の遂行機能障害と重なるところがあります。

区別できなくなった味が戻ることは難しいので、その障害を受け入れてバリア・フリーを考えてあげることが大切です。殺虫剤など危険なものは身近に置かないこと、食事を一緒にしてあげること、甘い味付けにしてあげることなど。

3) その他の知覚機能（触覚、痛覚、温度覚など）の低下

認知症疾患では、上記のほか、触覚、痛覚、温度覚といった働きが低下している人がいます。難聴、視力低下は認知症疾患とは別の原因で起こりますが、脳に入ってくる情報が低下しますから、認知機能の低下として現れてきます。何を言われているのかが聞こえなければ、覚えることはできません。このような病気がある場合には認知症疾患が軽いうちに診療が必要となります。痛みも、たとえば大腿骨頸部骨折をしているのに、痛みを訴えない場合もあり、腹部など他の部位の痛みとして訴える場合もありますので、観察が重要です。

4. 記憶力障害（正しく思い出す能力の低下）

記憶というものは、脳のどこかの場所に古い順にファイルとしてしまわれているのではなく、決まった場所の神経細胞にしまいこまれているのでもありません。脳の色々な部位（視覚情報部位、言語部位、場所記憶部位、感情記憶部位、時間経過部位等々）のネットワークとして、

つまり脳全体のネットワークパターン（部位の組み合わせ）として保存されていると考えるべきと思います。

そして記憶力というのは、思い出す力のことになります。思い出すという行為は「今・そのとき」の行為です。人は繰り返し何度も思い出していることや、特別の感情を伴っていたものほど思い出しやすいので、そういうものから思い出します。そして思い出された内容は、「今・そのとき」の感情に影響されます。

認知症の人は、この思い出す力が低下していると考えられますので、思い出しやすい古い記憶の中から「今・そのとき」の感情に合ったものを思い出します。一見昔の中で生きているように見えますが、思い出しているのは「今・そのとき」だということです。決して幼児返りしてしまったのではない。「今・そのとき」を生きているのです。「今・そのとき」の感情や状態は変化するので、思い出す内容も刻々と変わります。

認知症の人と接するときには、そのときそのときを大切にし、そのときの感情をよく理解することが大切です。

1）予定記憶障害（約束、予定や用件を思い出す能力の低下）

約束・予定や用件の記憶は、記憶の中では変わっていて、それをずっと覚えていることはなく、それが終われば忘れるか別の予定や用件と入れ替えないといけません。それがうまくできずに、毎日同じ予定や用件を満たさないといけないと思い込んでしまいます。

【症状】として、約束や予定を忘れる・明日何かあったねと何度も聞く・用事が終わっても再び出かけたりする、といった行動があります。済んだ約束や用件は記憶から消されなければならないのですが、それができなくなります。このような場合は、周囲の人は困るのですが、患者さんを約束や用件を覚える必要のない生活にすることです。本人の代わりに、周囲の人が覚えて管理しておけばいいのです。デイサービスの計画や服薬の時間など、直前になって告げればいいわけです。

2）道順記憶障害（道順を思い出す能力の低下）

一般にいわれている徘徊です。徘徊とは「あてもなくさ迷う」という意味です。しかし、私は長い臨床経験のなかで、たとえばアルツハイマー病の方で、あてもなくさ迷い徘徊していた人を診たことはありません。ほとんどは、道順を思い出す記憶の障害などで「道に迷う」人でした。「道に迷う」ことと「徘徊」は大きく違います。「道に迷う」ということは、「行きたい場所」「出会いたい人」など、その目的があります。でも「徘徊」は、あてもなく歩き回ることですから、行先がはっきりとしているわけではありません。「道に迷う」と不安で仕方ありません。目的がありますからなんとか目的地に着こう、目的の人を見つけようと努力します。焦りもあります。とくに認知症に罹っている人の大半は、そのときにミスをしているという自覚が起きにくいですから、歩き続けてしまいます。

道順を思い出す記憶というのは、３つの要素があります。①正しい方向を思い出すこと、②正しい目印を思い出すこと、③正しい順番を思い出すことです。正しい方向を思い出すことの前に、まず「方向を理解していること」が必要ですが、認知症疾患の種類やその進行時期によって、これらの要素の機能低下の度合いが違いますし、認知症疾患でこの記憶障害が低下した人は、慣れない場所ではまず間違いなく道に迷うと考えてあげてください。

［症状］として、道に迷ってしまいどこまでも行ってしまう、ということがあります。

この場合、①自分の元の家に帰りたいと思って家を出たが、わからなくなった場合、②いつものように買い物・散歩・集まりに行くつもりで出かけたが、帰れなくなった場合、③一緒にいる人がいなくなったので探しに行った場合、④新しい場所がどんな場所か調べて確認しようとしている場合、があります。①～③では、疾患の軽い場合には家まで帰ることができる可能性がありますが、疾患が進行してくると、覚えていた道も思い出すことができなくなります。

家の周囲の少しの景色の変化や工事などで道順が変わると、迷ってしまうことがありますから、注意が必要です。出かけたら鳴るブザーやGPSの利用なども有効です。③の同居していた人が見えなくなったりトイレに入っているときなど、その人を探しに行くような場合には、本人の不安が強いですから、さまざまなくふうをして介護者を見つけやすくします。④の場合は、一見あてもなく施設や病院の中を「徘徊」しているように見えますが、施設入所や病院への入院などの場合、一過性に起こり回復する可能性もあるので、注意が必要です。よく眠れない場合などにも、このような症状は出ますから、睡眠をきちんととれるようにしてあげることが大切です。強い向精神薬の使用などは、注意力を下げ混乱した行動が増えてきますから、注意が必要です。

3）出来事記憶障害（出来事を思い出す能力の低下）

出来事（起こったこと・したこと・言ったこと・見たことなど）を思い出す能力の低下です。初期のアルツハイマー病によくみられる典型的な記憶力の低下のひとつで、とくに問題となるのは、昨日とか数日前とか数分前の出来事が思い出せなくなります。この能力が低下すると、それを元に戻すことはかなり困難です。

［症状の1］としては、毎日同じものを買ってくるので冷蔵庫の中で腐ってしまうことがあります。冷蔵庫の中に同じものがたくさんあることが変だということに気づかない、ということが問題です。疾患の早期に、自分がうまくできなくなっていることに気づくことができるうちに、一緒に冷蔵庫の中を見てやんわりと大変なことになっていることを伝える、一緒に買い物をしてあげて代わりに気づいてあげる、といったことも大切です。地域で買い物をする店員さんに事情を話して頼んでみるのも一方法です。

［症状の2］として、財布をどこにしまったかを思い出せず、嫁や娘や誰か知らない人が盗んだということがあります。財産は大切なものですから、どこかに隠しておこうと考えるのは当たり前のことで、自分が隠した場所を思い出せなくなって、誰かが隠したとか盗んだとか考えるのも不思議なことではありません。理解してあげることがまず大切。どのように対応するかですが、見つけやすくするくふうが必要です。隠せる場所を減らしていくくふうをしてあげて、見つけやすくすることが大切です。認知症の人の生活は、家の中もシンプルにしていくことがポイントです。遠隔操作でベルが鳴るような電子機器を財布に張り付けるようなことができれ

ばいいですね。

[症状の3] として、電話や訪ねてきた人や訪問販売の人と契約したことなどを忘れて思い出せないことがあげられます。最近では巧妙なオレオレ詐欺が増えていて、認知症の人でなくとも騙されることがありますから、対応は難しい。独居生活をさせないこと、家の電話を使わないで済むような生活をすること、地域のサークルやデイサービスに通うようにさせることも重要です。

[症状の4] として、さっき食事したことを忘れてしまい、食べてないと言い張る。これは、食べたことを忘れていることが問題なのではなく、何度も「食べたがる」ことが問題なのです。特異な患者さんの例として、前頭葉や側頭葉の欲求制御機能が低下している人がいます。このような人でも、施設のように生活にメリハリがあって、身体を動かす刺激や音楽やＴＶの刺激があると訴えは減ります。夜中に起きてしまい冷蔵庫の中をあさっている姿をみることは、家族にとってつらいことです。夜間は適切な薬を使ってよく寝てもらうことが大切です。

4) 作業記憶障害

毎日の生活のなかで何気なく連続して作業を続ける作業記憶の障害です。食事の準備の際にはさまざまな連続した作業を同時に並行して行うのですが、その連続した作業の最中に、そのときに何の作業をしていたのか思い出せなくなる障害です。この記憶障害は、日々絶えず目的をもって行動しているときに必要な記憶が障害されるので、その機能が低下するとたちまち日常生活に支障をきたします。

暗算で「100から7を順番に引き算してもらう」検査などで確認できます。引き算そのものができなくなっている場合には、別の機能・計算能力や数字の処理の問題です。

料理の途中で料理をしていることを忘れてしまいお鍋を焦がしたり、洗濯機に水を入れっぱなしにしてしまう、お風呂に水を入れっぱなしにしてしまうといったことが起こります。そんな場合には、周囲の誰かがその作業記憶の記憶場所になってあげることが必要で、今何をしようとしてしたのかをその都度教えてあげることが大切です。この症状が問題となる時期は、通常は疾患としては初期ですので、本人が満足できるようにつき合ってあげることが大切です。

5）手続き記憶障害

新しい手続きを覚えて思い出す記憶の低下です。新しい電化製品の使い方を何度教えても覚えられない、ゴミの捨て方のルールが変わったことを覚えられず近所に迷惑をかける、といったようなことです。この場合も、できるところを手伝ってあげることが大切です。根気よく同じことを繰り返していると、時に思い出すこともあります。

6）動作記憶障害

覚えている動作や手順を思い出す能力の低下です。通常、ほとんど意識しないで思い出している身体で覚えている動作や仕事・作業の手順の記憶です。この記憶は新しく覚えていく記憶ではありませんから、認知症疾患がある程度進んでも比較的よく保たれていて、残された能力として働いています。得意な料理、洗濯や掃除、職人的な仕事、趣味の編み物やゴルフ、盆栽など、認知症の人びとの生活のなかで、この残されている能力を見つけ出してあげることはとても大切なことです。この能力を使えば、今まで通りの生活を楽しむことができて生活の満足度も高まります。

しかし新しい電化製品を昔の物と同じように使って壊してしまう、道具や書類を昔のやり方で片づけたりして他の人がわからなくなってしまうようなことも起こります。いずれもこの動作記憶能力が残っているために起こる問題です。このようなことは疾患の初期に起こります。本人はなぜ問題となったのかは理解できません。自信を無くしたり、怒ったり、すねたり、何かたくらみがあると妄想的に思い込んだりします。どのような反応になるかは、本人の性格や本人と周囲の人との関係が影響します。

この能力が維持されていることは、本来は患者さんの生活満足度を維持し、充実感をもって暮らしてもらうために大切なことだと考えることが重要です。疾患が進行すればこの動作記憶能力も低下しますから、問題は起こらなくなります。

7) 感情の記憶

このような記憶があるのかどうか、議論の余地はあると思いますが、日々の臨床ではよく経験します。楽しかった・悲しかった・不愉快だった・怖かったなどの感情が起こったという記憶です。たとえば怖い経験や嫌なことがあると、正確には覚えていなくても、ほとんど無意識にその場所や人のところには行かなくなります。このような記憶を利用して、行って楽しいところは連れて行き、嫌なところや人には行かせないといったくふうをすることも考えられます。

8）生活の形や流れの記憶

長く患者さんの行動を見ていると、このような記憶の形があると私は思っています。現在の生活の場をまったく違ったものとして理解しているにもかかわらず、その場所に合わせた生活の仕方を覚えて身につけていく記憶です。施設などで時間をかけて生活していくうちに、そこでの生活のパターンや流れというものを覚えていくことができるようになる人もいます。ですから施設で、動き回ることを「徘徊」と決めつけずに、その場所を感覚的につかみとって覚えていく情報探索行動だと理解してあげて、見守ってあげることが大切です。できるだけ外の景色が見える窓の多い場所にしてあげることで、成果が上がることもあります。

5. 道具を使うことの障害

これは今まで使っていた道具の使い方がへたになるとか、使い方自体を思い出せなくなってしまうことです。「失行」という言葉を使うこともありますが、その場合は主に脳梗塞の後遺症として議論されることが多く、全般的な脳の機能障害が進んでいく大半の認知症疾患では、この言葉の使い方が適切かどうかは議論のあるところです。

［症状］としては、箸やフォーク、爪切りやハサミの使い方がへたになって失敗する、自動販売機が使えない、トイレが使えなくなり水を流し忘れる、といったことがあります。リハビリやある種の薬が効果のある場合もありますが、そうでない場合は治すことは非常に困難です。基本的には、障害を周囲も受け入れることです。

6. 遂行機能障害（目的のある作業をやり遂げる能力の低下）

ある目的をもった行動を成し遂げるということは、普段われわれが何気なく行っているのですが、それができなくなる障害です。遂行機能というのは、①今自分がやっていることの目的が何であるのか、目的が達成されるまで覚え続ける能力、②ひとつの手順が終わったときそのことを理解し、次の手順に進む判断をする能力、③今自分のしていることが、その目的のために正しく行われているか評価・判断する能力、といった要素で構成されています。認知症の症状が出るということは、この能力を使う作業のなかでも比較的簡単で基本的なものに障害が起きる場合です。

アルツハイマー病では、かなり初期からこのような症状が現れます。またレビー小体型認知症や認知症を伴うパーキンソン病では、この能力の低下は記憶力の低下よりも強く現れる印象があります。

[症状] としては、慣れた仕事なのに結果や仕上がりがいい加減で気にもしない、料理の仕上がりがいい加減で味付けもおかしい、洗濯をしたまま乾いていない洗濯物をそのままタンスにしまう、洗濯物を放りっぱなし、風呂にひとりで入れない、着替えない、風呂に入りっぱなし、などです。また車の運転が無茶苦茶なのに、いくら言っても車の運転をやめないこともあります。

仕事をしている人の場合は、周囲はかなり振り回されますし、主婦の場合にも家族は驚かされます。車の運転も、危険だと思って運転試験場に連れて行っても、合格して運転を再開するといったケースもありました。

対応の仕方については、なくした能力の代わりをしてあげることです。入浴の場合も、手伝ってあげて清潔な身体の気持よさを味わってもらうことです。運転の場合は、試験場での運転では問題なくても、状況判断を常に求められる街中での運転で大きな事故になる前に、運転をやめさせるように仕向けるために、認知症専門医の協力が必要になる場合もあります。

7. 言語機能障害（言葉を聞いたり話したりする能力の低下）

言葉を使うときの障害です。脳梗塞の後遺症として「失語症状」がありますが、多くの認知症疾患の言語障害を理解するには、従来の失語症状だけでは理解できないと考えられます。脳梗塞の失語症状は、ほとんどが左脳の障害によって起こると考えられますが、認知症疾患、たとえばアルツハイマー病では、左右の脳が障害されていきますから、当然です。ですから私は失語症という言葉はここでは使いません。

1）運動性言語障害（言葉を話すときの障害）

典型的には、①「失名詞」といって、物や人の名前を思い出せないことがあげられます。これは一般的に老化に伴って誰にでもみられる症状ですが、アルツハイマー病などでは極端になります。前頭側頭型認知症という病気のなかにもこの症状の強いものがあります。②「語想起困難」は、物や人の名前のみならず、色々な言葉が出てこない場合です。

この①、②の場合には、基本的には無理して思い出させようとしないほうが良く、雰囲気や他のことから推察するしかありません。言葉の障害に対する対応は、言葉以外の情報で理解しあえるようにすることが中心となると考えてください。

③間違った言葉を使うという症状があります。似ているけれど違う言葉を言ってしまい、それに気づかないでいる状態です。脳梗塞で失語症になった人にみられる現象では「錯語」があります。アルツハイマー病やレビー小体病でも似たような現象があります。しかし脳梗塞による失語症状でみられる「錯語」とは、かなり違う印象がありますので、この言葉は使わないで説明します。この症状としては、娘や妻のことをお母さんと思うようになってしまった、ということがあげられます。たとえば、家族関係を表す言葉、お天気を表す言葉、家具を表す言葉などは、同じ概念グループに属する言葉です。ですから、娘をお母さんと言い間違えたりするのは、ある意味で間違いではないのです。子どもさんがいれば奥さんのことをお母さんとよぶのは普通です。もしかして、その程度の言い間違いと考えるべきでしょう。椅子を机と言い間違えるといったことも同じです。家族としては愕然としたりするかもしれませんが、言い間違えを追求することに意味はありません。家族の関係は、特別な場合（家族関係に複雑な問題があるとか、妄想的になりやすい人の場合など）を除いては、間違えたりわからなくなったりすることは、まずないと考えることです。

④として、言葉や文章を組み立てられない症状があります。文章を作れない場合です。少し進行したアルツハイマー病では、ほぼ間違いなくみられます。また初期からこのような症状がみられる場合は、前頭側頭型認知症というグループの中の特殊な病気の可能性があります。患

者さんは言いたいことがあるのに伝えられないもどかしさやいらだちを表します。その際、患者さんはただ会話をしたいだけなのか、それともどうしても伝えたいことがあるのかを見きわめる必要があります。私の経験では、前者が多いという印象です。よく聞いてあげて受け止めることが大切です。

2）聴覚的言語理解の障害（言葉を聞いて理解するときの障害）

耳は聞こえているのに、言われていることが理解できないという障害です。同時に話す言葉の障害も起こっている人や、話すことはほとんど問題のない人もいます。アルツハイマー病の人は、疾患の進行度合いで程度は違いますが、両方現れます。初めから話す言葉の障害のほうが、聞くほうの障害より強い場合は、前頭側頭型認知症や、ある種の血管性認知症の可能性があります。

簡単な検査法としては次があげられます。

①簡単な文章が理解できるか。→「目を閉じて」「腕を上に上げて」
②やや複雑な文章が理解できるか。→「目を閉じて〝あーっ〟と言ってみて」「腕を前に伸ばして、目を閉じて」
③複雑な文章が理解できるか。→「息を止めて目を閉じた後〝あーっ〟と言ってみて」「腕をまっすぐ前に伸ばして、目を閉じてから、手のひらを上に向けて」

もし①の段階でも問題があるようならば、日常生活でかなり支障が現れます。対応の仕方としては、①のレベルならば、単語で伝えたり、実際に物を指し示すようにする。②のレベルであれば、短い一文で伝えるようにする。③のレベルならば、常にこの程度の長さの文で伝える、といった配慮が求められます。

8. 睡眠障害

睡眠自体の障害というよりも、夜には寝て昼には目覚めているというリズムの障害と考えたほうがいいと思います。認知症疾患に罹って脳の働きが低下した人がこのような状態になると、脳の機能がいっそう低下して認知症の症状が低下します。

症状としては、夜は起きていて朝から昼に寝てしまう、夜中に起きて動き回ったり外に出て行ったりするということがあります。

昼間活発に動いていても、睡眠覚醒のリズムが障害されていると、夜もむしろ覚醒した状態が続いて、混乱が逆に大きくなることがあります。「夜よく寝てくれたら昼間よく起きていてくれる」と考えるようにすることが大事です。

また睡眠に関しては、夜間頻尿、疼痛、呼吸苦といった症状があると眠れませんから、専門医に相談してコントロールすることが大切。その他の疾患をもっていたり、色々な薬が処方されていて、それが睡眠のリズムを崩すことがありますから、医師に相談して飲むのを一時中断するなどの対応も重要です。

9. まとめ

日本では、認知症は精神疾患とされています。精神科医というだけで認知症の専門医となり、脳の病気だからと脳外科医が専門医となっているようなこともみられます。しかし、あえて言わせてもらえれば、この2つの科の多くの医師たちは、脳の詳しい機能はご存じないか、まったく誤解しておられます。その結果、医原的に認知症が悪化し、なかには間違った治療で生命まで危険にさらされる患者さんもいます。認知症のほとんどは神経内科疾患によって起こり、複雑で多岐にわたる脳の機能低下によって、複雑で多岐にわたる症状が発症するので、おおまかな脳機能に関する知識では、とても専門医としてかかわることなどできないはずです。真の認知症の専門医が求められている理由です。

一方、認知症は介護者を苦しめます。認知症の症状の違い以上に一人ひとりの介護者の抱える問題は、それぞれ違っています。このような問題に立ち向かっていく医師としては、精神科医がもっとも適しているだろうと思います。ただし、今までの精神科医が得意であった精神疾患にかかわっている医師ではなく、普通の人の悩みに取り組むことのできる精神科医が適しているのだろうと考えます。

私は今かかりつけ医、地域の福祉スタッフ、神経内科医、精神科医などが認知症ネットワークを作り上げることを目指して活動しています。

スウェーデンで開発された「タクティールケア」という方法も、認知症患者に適応して効果を上げているといわれています。「タクティール」とは、「触れる」という意味のラテン語だそうですが、もともと未熟児医療の現場で、保育器の未熟児に「触れていた」回数の多いほうが生存率が高かったというエビデンスに基づいて開発された方法で、がん患者の緩和ケアにも、認知症の患者ケアにも用いられて成果を上げています。徘徊やさまざまな症状に対して患者によっては劇的な効果が現れます。

温かいオイルを使って手・足・背中をマッサージしながら、患者と介護者が会話を交わすことで、患者は安心してお互いの信頼関係を築くことができます。なによりも患者さんが「見放されていない・孤独ではない・愛されている」という感情を抱くことができるところに、「タクティールケア」のメソッドとしての有意性があると思います。このようなケアの方法も検討してみる価値はあると思います。

また近年「ユマニ（ヒューマニ）チュード・ケア」のことが話題になっています。これはフランスで長年介護に携わってきた人たちのなかから集積された認知症患者に有用だとされる技法です。この方法は、認知症の患者さんを医療者や介護者が、患者さんの人間性を尊んでケアを行うもので、患者さんがケアを受けて「とてもよかった」と感じられるケアを目指そうとするものです。患者さんの目を見る・患者さんと同じ目の高さに合わせて見つめる・親密さを触れたり触ったりして伝える・患者さんの正面から視野に入るといったケアを重視するもので、今まで私が述べた事柄と共通するところが多いのです。参考になると思います。

第5章
精神障がい者の人権を考える

1. 北杜夫氏の語ったもの

第二次世界大戦下のドイツ・ナチス政権は、優生政策を根拠にきわめて多くのユダヤ人を虐殺したことはよく知られています。ヒットラーを頂点にしたナチスは、アリアン人の血の純潔をけがすと称してユダヤ人や政権に批判的な政治犯などを家族ぐるみで収容所に送り、殺戮しました。よく知られている「夜と霧」命令です。アウシュビッツ、ダッハウ、トレブリンカ、ベルゼン、ザクセンハウゼン等の強制収容所における死者の数は想像を絶する数にのぼりました。

一方では、1933（昭和8）年に「優生断種法」を制定し、当時の医学で遺伝的障害をもつとされた国民を対象に、「断種」（優生手術）が行われました。この法律によって、てんかん患者や目の見えない人、身体に障がいのある人、薬物依存患者やアルコール依存患者、そして精神遅滞患者、統合失調症患者などの精神障がい者に対して「断種」が行われました。その数は60万人ともいわれています。さらに1940年（昭和15）には「T4作戦」と称される障がい者の安楽死作戦が秘密裡に計画され実行されました。安楽死の名のもとに、注射による薬殺や飢餓による殺害、強制収容所のガス室送りによる殺害が行われ、1941（昭和16）年の中止命令後も殺害が行われていたとされます。障がいをもった人の犠牲者は25万人以上にものぼるとされています。

このような時代背景下での精神病院での医師たちの葛藤や行動を主題として、北杜夫氏は『夜と霧の隅《すみ》で』（新潮社、現在新潮文庫、平成25年八月六十八刷）という小説を書きました。

1960（昭和35）年に発表された小説で、この作品で氏は芥川賞を受賞しています。この作品の背景となったのは、第二次世界大戦下のドイツ地方都市の精神病院です。小説は、この精神病院での医師たちの静かな〝闘い〟が主題です。その〝闘い〟とは、患者を強制収容所のガス室送りから逃れさせようとするものでした。

1941年にベルリンでひとつの会議が開かれたところから小説は始まります。出席者は精神病院の高名な院長や教授たち、高等法院検事長などでした。会議といっても名目だけで、彼らは出頭を命じられ、命令を言いわたされたにすぎなかったのですが。

そしてこの後には、各地の精神病院から、次々と患者たちが隠密裡のうちに（夜と霧の中で）強制収容所に連れ去られて行きました。

時代背景はこのようなものでした。そして唯々諾々とこの命令に従うことをせず、ナチの親衛隊が病院に横付けするバスに患者を送り出すことに抵抗することを試みた医師たちがいたのです。彼らが小説の主人公です。

ある日、親衛隊の軍医が病院を訪れ、患者を連れ出そうとしますが、ひとりの医師とこのようなやり取りが交わされます。「不治患者という言葉はあまりに漠然としている。たとえどんな慢性の精神病者であれ、それが不治であるとは誰も断言できないのだ。」しかし親衛隊の軍医は「医者も少ない、そこに患者ばかりがうじゃうじゃいる。処置しようのない患者はほかの癒り得る患者の障碍になるばかりです。これを別個に収容する。それだけの話です。」「しかし我々は何とかやっていますが。」「これは命令です。我々は不治患者を選出する命令を受けている。これを何時移動させるかは我々も知りません。それだけです。」

院長は病で倒れ、医師たちも戦地に送られてしまい、そこでケルゼンブロック医師がこの問題に対峙することになります。「ケルゼンブロックは今度の不治患者の件を始めて聞いたときも、皆がこの問題を論議したときも、ひとことも意見らしい意見を述べはしなかった。その表情は冷静で、その灰色の目には何の感動らしいものも現さなかった。しかし彼の受けた衝撃は何者にもひけをとらぬほど大きく、表面に現れないだけに、ぶすぶすと燻りつづけ、余韻をひき、奥にこもった。それは医師の義務観念でもなく、人道主義でもなく、ただケルゼンブロックにとって病室の隅にうずくまる患者がかけがえのない貴重な存在だったからであった。彼等の運命が、まったく彼等と関わりのない場所からの命令によって左右されるなどとは、神殿を土足で踏みにじるに等しかった。といって、その命令は―それが彼にとって別世界のものであればあるだけ、かえって巨大な絶対性をもってのしかかった。」

そしてこの病院には、彼の同僚で同じような思いをもつ女医・ヴァイゼもいました。彼女の患者に対する思いやりのある態度が、小説ではこのように記されます。

「ヴァイゼの部屋の前を通りかかると、診察中を意味する札がノブの横に出ていた。以前なら休息とか読書にすごす昼食後のこの時間をも、近ごろは彼女は患者と話をするために費やしているのだ。…予想した通りであった。ヴァイゼは古い分裂症患者と膝をつきあわせていた。ケルゼンブロックはその女患者を見知っていた。…常人には見られない明るさと清らかさにあふれた表情の者がいる。彼女はその一人だった。日常の仕事は何ひとつできないくせに、その単純な笑いはさながら内部から放射してくる天上的な光のようであった。」

女医もケルゼンブロックも、精神障がい者へのまなざしは、ナチスの親衛隊の軍医のそれとは対極にありました。〝病室の隅にうずくまる患者をかけがえのない貴重な存在〟として認めること、それは人間だれでもが基本的に有している〝生きる権利〟を認めることを意味しています。医師である自分と何ら変わることのない生きる権利をもっている人間に対する尊厳を認めることでもあったわけです。

そこでケルゼンブロックは、患者を収容所送りから逃れさせるために（往時の最新的な治療法とされた）電気ショック療法、入手が難しくなってきたインシュリンを使った治療、旧友から入手したアセチルコリンによる治療、前頭葉切裁手術（ロボトミー）といった治療法を開始します。病院の医師や看護人たちの声に抗って。冷徹な科学者としての彼の一面をここに垣間見ることができます。ここの患者たちに対して、〝収容所送りを回避させるため〟には、知る限りの治療の可能性がわずかでもあればそれを患者に試みるケルゼンブロック。

この小説は、精神障がい者の「人権」に関して、医療者の患者に対する心の姿勢について、深い示唆を投げかけていると私は考えています。精神科医でもあった北杜夫氏が小説を通して語りたかったのは、ともすれば偏見や差別に見舞われてしまう精神障がい者の「生きる権利」を認める強い意志と、人間としての「共感」と愛だったと思います。

なお北杜夫氏をご存知ない方のために、略歴を記しておきます。

北杜夫：（１９２７～２０１１年）松本深志高校、東北大学医学部卒業後、慶應大学医学部精神医学教室（三浦袋栄教授）に入局。当時は珍しい船医となり、６か月ほどアジア、アフリカ、ヨーロッパを歴訪した。その紀行文を『どくとるマンボウ航海記』（１９６０年）として刊行しました。海外に関心の高かったわれわれには、ウイットに富んだ作風が評判になりました。同じ年に『夜と霧の隅で』で芥川賞受賞、続いて『楡家のひとびと』を発表、精神科医の小説家として話題を呼びました。

2. 現代のスティグマと人権

私の行政官時代の恩師に元厚生省医務局長の大谷藤郎先生（以下大谷氏）がいます。先生は平成22（２０１０）年12月に亡くなりましたが、技官として人間として私は大谷氏に多くのものを学びました。

大谷氏の著作に『現代のスティグマ―ハンセン病・精神病・エイズ・難病の艱難』（１９９３年４月初版、勁草書房）という書籍があります。ここに書かれているのは、大谷氏がハンセン病などに対する「スティグマ」やいわゆる偏見と戦った自分史です。この書籍の中を少しのぞいてみます。

大谷氏は、医系技官として24年間医療行政に携わってきました。その間を振り返って次のように書いています。「少なくとも若いころからかかわってきたハンセン病、精神病、さらには難病について、キーワードの二つに関してやらなければならないことがいっぱいあったのに（中略）挫折感は今も残っている。それができなかった理由はいつにかかって厳しい財政事情にあると考えてきたのだが、実際直接的には国の財政にあったのだが、そのもっと奥底に大きな原因としてよこたわっている大事なものがあったのだ。それまでも気づかなかったわけではないがあまり重要視していなかったもの、人間に特有の複雑な心の存在である。心さえあればできることはあったのだ。」（p.7）

これは言い方を変えれば、スティグマ（stigma）との闘いであったといえます。

スティグマとは、言葉本来の意味は「聖痕」といって、イエス・キリストが磔刑となった際についたとされる傷のことです。その後は信者らの身体に現れる類似の傷を意味するところとなり、これはスティグマータ（ラテン語：stigmata）ともよばれ、カトリック教会では奇跡の顕現とみなされています。

さらに現代では、スティグマとは何かに関しては、P・スピッカーの著作（スティグマと社会福祉．西尾祐吾訳、1987年、誠信書房）、G・クロセティ他の著作（偏見・スティグマ・精神病．加藤正明訳、1978年、星和書店）、N・サルトリウスの著作（アンチスティグマの精神医学．若手精神科医の会訳、2013年、金剛出版）などが知られています。これらの著作が指摘するのは、たとえば身体的に肢体不自由などがあることによって、機能を喪失しているために社会的な参加が拒否されたり、外見を損なうので嫌悪感や恐怖心を生む結果、烙印が押されることをいうようになりました。精神障がい者の場合には、仕事に就けなかったり社会関係を円滑に維持できなかったりすることで、社会参加が拒否されるという現象のことをいいます。スティグマは、制度化された社会のなかにおける福祉サービスの構造および目的を理解するための中心的現象といわれているようです。

このスティグマ論に関して、大谷氏は次のように記しています。

「医学で治り難い疾病や障害に罹っている人に対して、⑴疾病そのものの痛みのうえに⑵他者や社会から心理的圧迫、環境的制限、経済的困窮などの人権侵害的痛みが重くのしかかっているが、（中略）今日のわが国では、⑴に対する医療技術そのものは先進国レベルにあるが、⑵の人権的視点の方は欧米諸国に比べて極めて低いレベルにとどまっており、それに対する社会的自覚、社会的対応の改善が望まれているということだ。しかもそれらの基底には、疾病・障害を持つ人に対するスティグマ、偏見がよくよく注意しなければ気づかない形で根づいており、そのいわれなき非合理性、非人間性を改めて認識して、努力してそれを払拭することにしなければ、⑵の解決策である社会保障とノーマライゼーションの達成は不可能となる。」（p.16）

すなわち言い方を変えれば、国が法律などによって当初は患者さんを保護したり生活しやすくするために制度を固定化することによって、むしろスティグマや偏見が固定化されていくという考え方です。

「Ⅳ精神障害とスティグマ」の項で、先述のＧ・クロセティの著書にふれて、大谷氏は次のように記しています。

「確かに社会が精神障害者に対して、ステレオタイプ、スティグマ、拒絶、偏見を持っているという考え方は、精神衛生の専門家の間で長いこと頭から信じこまれてきた。そのために色々な逃避的問題が生じてきていることは否めない。そのため例えば開放病棟の設置が遅れる。地域に根ざした精神障害者の治療と社会復帰・社会参加のシステムの発展が阻害される。さらには国における精神障害に関する高度な政治判断にも影響を与えている等、様々な障害が生まれていると著者は指摘しています。ところが結論として、〝過去の調査結果を研究し、行った調査データを検討していくうちに、現代の多くの人々が精神障害者を拒絶しているという証拠は何もないということがわかった〟と強調しているのです。」(p.170)

このように記した後、大谷氏は次のようにご自身の考え方を述べています。「偏見は、一般の人々の間に初めからあるのではなく、専門家や役人など関係者によってつくられ、知らない間に一般化してしまう。そして我々は油断していると、いつの間にか知らない間に、弱い人、病気の人に対して加害者になってしまうという、人間の本質的な悲しさのようなものがあり、それを自戒すべきではないかということです。」(p.192)

大谷氏のいう「自戒」という言葉は、われわれが不断に注目していなければならない言葉とはいえないでしょうか。

昭和28(1953)年に制定された「らい予防法」は、さまざまな経緯を経て平成8(1996)年の「らい予防法の廃止に関する法律」によって、法律そのものが廃止となったことはよく知るところですが、大谷氏はその過程でさまざまな人たちと対話を重ねていました。

平成2(1990)年には元多磨全生園自治会長との会話をこの本に収めています。そのなかで大谷氏は次のように話しています。「…法律改正とは別に、かつてのハンセン病があいうふうに膿、ただれから不治というひどい状態で苦しまれていたときと、いまのようにきれいに治ってしまうというときとでは、状態が違ってきて、かつての古い昔の人には偏見・差別までであったのが、今はだんだんなくなり、忘れ去られようとしている。しかし、それは医学的に病気がなくなってきたからであって、偏見・差別に対する心の闘いがあってそれに打ち克ってきたからではない。だからたとえば、エイズの人が出てくるとか、新しい恐ろしい死に瀕する病気が出てきたときに、人間というものはそれに対して昔と同じように偏見・差別が出てくる心配があります。現在の日本人においては、昔のように迫害はしないけれども、自分にはかかわりのないことである、だから関係者が適当に隔離か収容かなにかやってくれ、…」（p.60）

ここで大谷氏は、私たちの心の裡なるスティグマや制度的なスティグマの固定化について警鐘を鳴らしていると考えます。また私の畏友、平沢保治氏の著書『苦しみは歓びをつくる』（かもがわ出版）でも、平沢氏は同様のことを指摘されています。当時の状況を背景にして、大谷氏はエイズの患者さんについてもふれていますが、私は５００万人ともいわれている「認知症」患者に対して、このようなスティグマが存在する気配を感じています。

3. 人権を尊ぶ心のありよう

そもそも「人権」とはなんでしょうか。『大辞林』（三省堂）によれば「人間が人間らしく生きるために生来持っている権利」です。また「基本的人権」とは、「人間が人間である以上、人間として当然もっている基本的な権利。日本国憲法は、思想・表現の自由などの自由権、生存権などの社会権、参政権、国・公共団体に対する賠償請求権などの受益権を基本的人権として保障している」とあります。

精神障がい者の人権を語るときには、私はフィリップ・ピネルのことを思い起こします。フランスの医師で、フランス革命の後、鎖でつながれていた患者の鎖を解き放ったことで知られている人です。よく知られた絵画では、真ん中の女性の左側に立つのがピネルだといわれています。前に置いてあるのが鎖で、手枷とか足枷とかです。精神障害をもった患者さんが暴れると、それを抑える手段として鎖を使ったのでした。現在でもピネルの功績をたたえた「フィリップ・ピネル賞」があり、精神医療の前進に功績のあった人に贈られています。ピネルは、患者の人権を尊んだ医学者でした。

1970年代に私がマンチェスター大学に留学していたときに、ベルギーに留学中の友人に出会いました。川並汪一氏です［日本医科大学名誉教授・老人病研究会会長、新宿漢方クリニック院長］。彼は私に「ベルギーのゲールという都市で、精神障がい者のお祭りがある」と話していました。彼の専門は精神医学ではなかったのですが、ゲールの近くの都市に住んでいて、そのことを知っていたのです。彼の話によれば、中世の頃、アイルランドの封建的な、心を病んでいた王様に殺されたディンプナという王女様がいて、彼女はその後聖人となったのですが、この聖人を慕って全国から安堵を求めてくる人が絶えなかったのだそうです。それ以来この町は精神障がい者を受け入れてきたのだそうです。国立のゲール精神医学研究所にはその歴史記録も残されています。

私がこの町の家々を訪ねたところ、家には昔から「統合失調症や認知症の人が何人泊まっている」といったことが書かれているのです。その家の人も「私は生まれたときから隣に精神障がい者が住んでいましたよ」と言うのです。現在でもヨーロッパ中から患者さんが来るのです。このようなことを何百年とやってきたのです。それは現在でも続いていて、ゲールのお祭りは25年に一度といわれていますが、最近では5年に一度になっています。この町では、映画館でも居酒屋でもいたるところにヨーロッパ中から来た精神障がい者がいます。精神障がい者の人権を考えるとき、このゲールでは、ごく普通の生活のなかに精神障がい者が生活していることを強く意識し、自分たちの生活のなかに障がい者を受け入れているのです。

このゲールの街には、先に述べた東京帝国大学の呉秀三氏も赴いています。社会が精神障がい者をどのように受け入れているのかを調査したのだろうと思います。

ゲールの人たちは、精神障がい者とは、どこにでもいる人間として「分け隔てなく」つき合っています。この「心のありよう」こそが、障がい者の人権を尊ぶ態度であると私は考えています。

4. 精神障がい者の人権と医療の革新

私の学生時代はインターン闘争が激しい時代で、授業ボイコットが続きました。私は最初から厚生省に行くつもりでしたから、どこかで臨床をしなければと思い、横須賀の米軍病院で研修をしました。その頃はベトナム戦争が激しい時代で、立川基地に戦闘で傷を負った米軍の兵士が送られてきていました。そのなかでも重症の患者は横須賀の病院にヘリコプターで送られてきていました。その患者さんたちのなかには戦地での戦闘による心的な傷を負った患者さんがたくさんいたのです。一晩中暴れる患者さんも多くいました。これは今では心的外傷(PTSD：Post Traumatic Stress Disorder) といわれていますが、戦地でこのような心の傷を負って帰国させられる患者さんが実に多かったのです。

このような患者さんを目の当たりにして、私の精神医学に対する見方が変わりました。またそれまでは統合失調症(当時は日本では精神分裂病)も治らない病気とされていましたが、私はそのようなことはないと確信を抱き、精神医学・精神医療を専攻しようと決意したのです。

それまでは日本の医学はドイツ精神医学が主流でした。ドイツにはクレペリンとかシュナイダーといった著名な精神医学者がいるのですが、アメリカ精神医学はフロイトの流れを汲んでいて精神分析学が主流でしたから、横須賀の米軍病院では、患者の精神に迫り何か原因を探ろうとするアプローチが顕著でした。ここでの研修は私に大きな影響を与えました。

私事ながら私の博士論文は「精神障害者の死亡に関する記述疫学的研究」というものです。神奈川県内のすべての精神病院である期間に死亡した精神障がい者の死因を調べました。すると県全体の死亡原因と精神病院とのそれがまったく異なりました。平均死亡年齢も異なっていました。これは精神病院の患者の待遇や処遇の問題と考えました。

その後、私はイギリスで修士論文をまとめることになったのですが、マンチェスターには当時は死亡個票がなくてロンドンに行って調べたのですが、死亡原因は日本と違って一般人と同じだったのです。また、イギリスでは、一般の人の平均死亡年齢と精神病院での死亡者の平均死亡年齢が一致していたのでした。日本との差異に驚きました。

またマンチェスターでは当時デイ・ケアに取り組んでいました。精神障がい者の人が昼間家族のいないときには、昼間だけ病院であずかり、夜は自宅に帰すというような活動を行っていましたが、その送り迎えを学生やボランティアが行っていて、彼らは患者さんの家に寄って患者さんを車に乗せて病院のデイ・ケアに連れて行き、帰りも同様のことを行っていました。

ちなみにデイ・ケアというのは、もともとロシア（ソ連）で始まったそうです。その後イギリス、カナダで行われるようになりました。私が神奈川県の精神衛生センターにいたときに、『デイ・ケアの実際』（加藤正明・石原幸夫・吉川武彦・篠崎英夫・松永宏子：牧野出版、1974.）という本をスタッフたちと書きました。昭和48年（1973）頃ですが、当時は神奈川県精神衛生センター、川崎市立リハビリテーションセンター以外には治療法としては認識されていなかったのだと思います。私もここでは医師や看護師、保健師のみならず当時のPSWの人たちが重要な責務を負っていることに驚いたものです。この本は、多くの患者さんの事例を検討して、デイ・ケアが大きな治療効果のあることを実証した記録でもあります。

精神障がい害者の人権を考えるときに、国による差異を認識し、後に述べるような国連の人権宣言のような理念を思い浮かべることが重要な視点になると考えます。

私は後に（1978年）WHO（WPRO）の精神衛生課長（RA／MNH）になりました。その当時、私はソロモン諸島に行き、政府の保健省の精神衛生課長補佐の医師（英国人）と一緒になって、多くの保健師さんらを対象にして、2年間教育研修を行いました。その際「症状マニュアル」を作成して使用したのですが、その内容は、クロルプロマジンの使用を中心とするものでした。ソロモン諸島では、いわゆる誇大妄想をもっている人は神様扱いされるのに対し、被害妄想をもっている人たちは悪魔扱いされたりしていたのでした。精神障がい者の人権といった考え方もなく、呪術に支配されている国は、今でも多く存在しますが、ソロモン諸島では、そのような偏見に満ちていた精神障がい者に対する処遇は、まず保健師ら医療職たち自らが改革していかなければならないと考えたからです。そのためには症状の見方を示し、適切な治療薬を使用して、効果があることを示す必要がありました。こうしたことが功を奏して、しだいにこの国では精神医療が変化の兆しをみせていったことはいうまでもありません。

わが国でもかつてボケとか痴呆症とかいわれて偏見や差別の対象となってきた認知症の患者さんに対して、日本人のわれわれが制度的な問題を含めたスティグマや心の裡なる差別をいかにして乗り越えられるか、患者さんの人権をいかに尊ぶために革新を遂げていけるのか、世界も注視しています。「認知症」については第4章でふれていますが、スティグマをどう乗り越えるのか、これは日本人のわれわれにとっても大きな挑戦です。そして精神障がい者に対するスティグマや偏見・蔑視も同一線上にあるものと私は考えています。

5. 国連の人権宣言を学ぶ

私はＷＨＯの本部執行理事を足かけ6年間ほど務めました。ＷＨＯは、とりわけ世界の国々の精神保健に関してさまざまな勧告やレポートを発信してきました。

国連の偉大な業績のひとつは、人権法の包括的な機構を創設したことです。普遍的かつ国際的に保護されるべき人権の法典で、すべての国が同意し、すべての人が願望することのできる権利の法典といわれています。国連は経済的・社会的・文化的権利をはじめ、政治的・市民的権利など、国際的に受け入れられる幅広い権利に関して定義し、これらの権利を促進し、擁護するとともに、政府がその責任を果たせるように支援する機構を作り上げたのでした。

この法体系の基礎をなすのが、国連総会が１９４５（昭和20）年と１９４８（昭和23）年にそれぞれ採択した「国連憲章」と「世界人権宣言」です。ここでは、これらについて学んでみたいと思います。

国連はこれらの憲章と人権宣言を定めて以来、人権法の拡大を図り、女性、子ども、障がい者、少数者、移住労働者、その他の脆弱な立場にある人びとのための特定の基準を網羅するに至りました。いわば人権に関する指導理念を整備してきたのが戦後の国連の果たしてきた大きな役割であったといえます。国連は、教育キャンペーンや研修計画や技術指導を通して、多くの国の司法制度や刑法制度を整備し、人権の質の革新に貢献してきました。今日でもこのことは変わりません。たとえば、さまざまな紛争の際に国連の発信する警告や介入が、紛争や紛争に巻き込まれた市井の人たち・女性や子どもたちが平穏に生活し・生きる権利を擁護しているか。国連の姿は、国連の機能の脆弱性や矛盾が指摘されているとはいえ、誰が批判できるでしょうか。

国連は、世界のすべての人がもつすべての権利を擁護、促進するためにさまざまな活動を進めてきました。とくに国連人権高等弁務官は、国連の活動を強化し調整する役割を担っていますが、人権は、平和と安全、開発、人道援助、経済社会問題といった領域における国連の活動を統合する核心となる主題ですから、ほとんどすべての国連機関と専門機関は程度の差こそあれ人権擁護の活動に関係しているといっていいでしょう。

6. 普遍的権利の定義

世界人権宣言（Universal Declaration of Human Rights）は、第二次世界大戦の終戦以来、何十年にもわたって作り出されてきた広範な人権法の柱石とされています。

世界人権宣言の前文を紹介します。

「人類社会のすべての構成員の固有の尊厳と平等で譲ることのできない権利とを承認することは、世界における自由、正義及び平和の基礎であるので、

人権の無視及び軽侮が、人類の良心を踏みにじった野蛮行為をもたらし、言論及び信仰の自由が受けられ、恐怖及び欠乏のない世界の到来が、一般の人々の最高の願望として宣言されたので、

人間が専制と圧迫とに対する最後の手段として反逆に訴えることがないようにするためには、法の支配によって人権保護することが肝要であるので、

諸国間の友好関係の発展を促進することが、肝要であるので、

国際連合の諸国民は、国際連合憲章において、基本的人権、人間の尊厳及び価値並びに男女の同権についての

信念を再確認し、かつ、一層大きな自由のうちで社会的進歩と生活水準の向上とを促進することを決意したので、
加盟国は、国際連合と協力して、人権及び基本的自由の普遍的な尊重及び遵守の促進を達成することを誓約したので、
これらの権利及び自由に対する共通の理解は、この誓約を完全にするためにもっとも重要であるので、
よって、ここに、国際連合総会は、
社会の各個人及び各機関が、この世界人権宣言を常に念頭に置きながら、加盟国自身の人民の間にも、また、加盟国の管轄下にある地域の人民の間にも、これらの権利と自由との尊重を指導及び教育によって促進することと並びにそれらの普遍的かつ効果的な承認と尊守とを国内的及び国際的な漸進的措置によって確保することに努力するように、すべての人民とすべての国とが達成すべき共通の基準として、この世界人権宣言を公布する。」

(http://mofa.go.jp/mofaj/gaiko/udhr/1b_001.html)

人間の基本的人権について高い理念を掲げています。人権宣言の全文は、国連のホームページなどで読むことができます。日常的に臨床の現場に携わっている医療者が、常に注視しておくべき内容が含まれていると思います。

人権宣言の第1条と第2条は「すべての人間は、生まれながらにして尊厳と権利とについて平等である」と述べて、人種・皮膚の色・性・言語・宗教・政治その他の意見・国民的もしくは社会的出身・財産・門地その他の地位によるいかなる差別を受けることなく、すべての権利と自由とを享受できると規定しています。

第3条から第21条まではすべての人間が享有すべき市民的・政治的権利を規定しています。（とりわけ第13条に関していえば、「第13条　1.すべて人は、各国の境界内において自由に移転及び居住する権利を有する。2.すべて人は、自国その他いずれの国をも立ち去り、及び自国に帰る権利を有する。」としており、この条項の考え方からいえば、日本における精神病院での社会的入院は、人権侵害に相当する、と指摘されました。）

第22条から第27条までは、すべての人間が享有する経済的・社会的・文化的権利を定めており、すべての人が社会保障を受ける権利、労働や教育に関する権利、健康と福祉に関する権利などを定めています。

第28条から第30条までは、この宣言に規定する権利および自由が完全に実現される社会的および国際的秩序についての権利を有していることなどが規定されています。

これら国連の人権宣言は、国際的な人権に関する規定を高らかに謳い上げていますが、日本国憲法の理念と通底することに気づくのは、私だけではないと思います。

さらにこの人権宣言に基づき、「経済的、社会的、文化的権利に関する国際規約（International Covenant on Economic, Social and Cultural Rights）」があり、これは１９７６（昭和51）年に発効し、２０１０（平成22）年末現在で１６０か国が加入しています。

また「市民的、政治的権利に関する国際規約（International Covenant on Civil and Political Rights）」とその第一選択議定書（First Optional Protocol）は１９７６年に発効し、２０１０年末現在で、締約国は１６７か国にのぼります。国際規約に基づいて、18人の委員で構成する人権委員会（Human Rights Committee）が設置されています。

「障害者の権利に関する条約(Convention on the Rights of Persons with Disabilities)」、２００６年」は、雇用、教育、保健サービス、運輸、司法へのアクセスなど、生活のすべての領域において世界の6億5、０００万人ともいわれる障がい者に対する差別を非合法だとして禁止しています。２００８（平成20）年に発効し、日本を含む96か国が加入しました。日本は２０１４年１月に批准書を寄託し、１月20日公布されました。障害者の権利委員会（Committee on Rights of Persons with Disabilities）がモニタリングを行う機関として設置されています。条約の選択議定書は、個人が、すべての国内救済措置をつくした場合にはその委員会に訴えることができるとしております。

その他、人権宣言に依拠した多くの条約が作られるに至っています。精神障がい者の人権を考えるとき、あるいは社会的に弱い人たちの人権を考えるとき、私はいつもこれらの規約や条約に多くの示唆を得ています。

7. 障害者差別解消法の意義

前項の「障害者の権利に関する条約」は、２００６（平成18）年12月の国連総会本会議で採択され、２００８年5月に発効しています。この条約は、障がい者への差別禁止や障がい者の尊厳と権利を保障することを義務づけた国際人権法に基づく人権条約であり、２０１３（平成25）年８月現在で、すでに世界１３３か国が批准しています。

日本政府は、２００７（平成19）年9月に同条約に署名し、２００９（平成21）年12月には、同条約の締結に必要な国内法の整備をはじめとする障がい者制度の集中的な改革を行うために、内閣に「障がい者制度改革推進本部」を設置しました。さらに同本部の下では、障がい者施策の推進に関する事項について意見を求めるため、障害当事者、学識経験者等からなる「障がい者制度改革推進会議」が開催されてきました。

そしてさまざまな経緯を経て、平成25（２０１３）年6月には「障害を理由とする差別の解消の推進に関する法律」（障害者差別解消法）が公布されました。

この法律は、「障害者基本法」の基本的な理念にのっとり、「障害者基本法」第4条の「差別の禁止」の規定を具体化するものとして位置づけられており、障害を理由とする差別の解消の推進に関する基本的な事項、行政機関等および事業者における障害を理由とする差別を解消するための措置等を定めることによって、差別の解消を推進し、それによりすべての国民が、相互に人格と個性を尊重し合いながら共生する社会の実現に資することを目的としています。そして、わが国の障がい者の差別の解消に向けて、差別的取り扱いの禁止、合理的配慮不提供の禁止、ガイドライン（対応要領・対応指針）の策定、相談および紛争の防止・解決のための体制の整備、啓発活動などを通して、法律が実効性のあるものとなることが期待されています。

なお最後に「世界人権宣言」の全文を掲げておきます。

世界人権宣言

第一条
　すべての人間は、生れながらにして自由であり、かつ、尊厳と権利とについて平等である。人間は、理性と良心とを授けられており、互いに同胞の精神をもって行動しなければならない。
第二条
１　すべて人は、人種、皮膚の色、性、言語、宗教、政治上その他の意見、国民的若しくは社会的出身、財産、門地その他の地位又はこれに類するいかなる事由による差別をも受けることなく、この宣言に掲げるすべての権利と自由とを享有することができる。
２　さらに、個人の属する国又は地域が独立国であると、信託統治地域であると、非自治地域であると、又は他のなんらかの主権制限の下にあるとを問わず、その国又は地域の政治上、管轄上又は国際上の地位に基づくいかなる差別もしてはならない。
第三条
　すべて人は、生命、自由及び身体の安全に対する権利を有する。
第四条
　何人も、奴隷にされ、又は苦役に服することはない。奴隷制度及び奴隷売買は、いかなる形においても禁止する。
第五条
　何人も、拷問又は残虐な、非人道的な若しくは屈辱的な取扱若しくは刑罰を受けることはない。
第六条
　すべて人は、いかなる場所においても、法の下において、人として認められる権利を有する。

第七条

すべての人は、法の下において平等であり、また、いかなる差別もなしに法の平等な保護を受ける権利を有する。すべての人は、この宣言に違反するいかなる差別に対しても、また、そのようなな差別をそそのかすいかなる行為に対しても、平等な保護を受ける権利を有する。

第八条

すべて人は、憲法又は法律によって与えられた基本的権利を侵害する行為に対し、権限を有する国内裁判所による効果的な救済を受ける権利を有する。

第九条

何人も、ほしいままに逮捕、拘禁、又は追放されることはない。

第十条

すべて人は、自己の権利及び義務並びに自己に対する刑事責任が決定されるに当っては、独立の公平な裁判所による公正な公開の審理を受けることについて完全に平等の権利を有する。

第十一条

1　犯罪の訴追を受けた者は、すべて、自己の弁護に必要なすべての保障を与えられた公開の裁判において法律に従って有罪の立証があるまでは、無罪と推定される権利を有する。

2　何人も、実行の時に国内法又は国際法により犯罪を構成しなかった作為又は不作為のために有罪とされることはない。また、犯罪が行われた時に適用される刑罰より重い刑罰を課せられない。

第十二条

何人も、自己の私事、家族、家庭若しくは通信に対して、ほしいままに干渉され、又は名誉及び信用に対して攻撃を受けることはない。人はすべて、このような干渉又は攻撃に対して法の保護を受ける権利を有する。

第十三条

1　すべて人は、各国の境界内において自由に移転及び居住する権利を有する。
2　すべて人は、自国その他いずれの国をも立ち去り、及び自国に帰る権利を有する。
第十四条
1　すべて人は、迫害を免れるため、他国に避難することを求め、かつ、避難する権利を有する。
2　この権利は、もっぱら非政治犯罪又は国際連合の目的及び原則に反する行為を原因とする訴追の場合には、援用することはできない。
第十五条
1　すべて人は、国籍をもつ権利を有する。
2　何人も、ほしいままにその国籍を奪われ、又はその国籍を変更する権利を否認されることはない。
第十六条
1　成年の男女は、人種、国籍又は宗教によるいかなる制限をも受けることなく、婚姻し、かつ家庭をつくる権利を有する。成年の男女は、婚姻中及びその解消に際し、婚姻に関し平等の権利を有する。
2　婚姻は、両当事者の自由かつ完全な合意によってのみ成立する。
3　家庭は、社会の自然かつ基礎的な集団単位であって、社会及び国の保護を受ける権利を有する。
第十七条
1　すべて人は、単独で又は他の者と共同して財産を所有する権利を有する。
2　何人も、ほしいままに自己の財産を奪われることはない。
第十八条
すべて人は、思想、良心及び宗教の自由に対する権利を有する。この権利は、宗教又は信念を変更する自由並びに単独で又は他の者と共同して、公的に又は私的に、布教、行事、礼拝及び儀式によって宗教又は信念を表明する自由を含む。

第十九条
すべて人は、意見及び表現の自由に対する権利を有する。この権利は、干渉を受けることなく自己の意見をもつ自由並びにあらゆる手段により、また、国境を越えると否とにかかわりなく、情報及び思想を求め、受け、及び伝える自由を含む。
第二十条
1 すべての人は、平和的集会及び結社の自由に対する権利を有する。
2 何人も、結社に属することを強制されない。
第二十一条
1 すべて人は、直接に又は自由に選出された代表者を通じて、自国の政治に参与する権利を有する。
2 すべて人は、自国においてひとしく公務につく権利を有する。
3 人民の意思は、統治の権力を基礎となるなければならない。この意思は、定期のかつ真正な選挙によって表明されなければならない。この選挙は、平等の普通選挙によるものでなければならず、また、秘密投票又はこれと同等の自由が保障される投票手続によって行われなければならない。
第二十二条
すべて人は、社会の一員として、社会保障を受ける権利を有し、かつ、国家的努力及び国際的協力により、また、各国の組織及び資源に応じて、自己の尊厳と自己の人格の自由な発展とに欠くことのできない経済的、社会的及び文化的権利を実現する権利を有する。
第二十三条
1 すべて人は、勤労し、職業を自由に選択し、公正かつ有利な勤労条件を確保し、及び失業に対する保護を受ける権利を有する。
2 すべて人は、いかなる差別をも受けることなく、同等の勤労に対し、同等の報酬を受ける権利を有する。

３　勤労する者は、すべて、自己及び家族に対して人間の尊厳にふさわしい生活を保障する公正かつ有利な報酬を受け、かつ、必要な場合には、他の社会的保護手段によって補充を受けることができる。
４　すべて人は、自己の利益を保護するために労働組合を組織し、及びこれに参加する権利を有する。
第二十四条
すべて人は、労働時間の合理的な制限及び定期的な有給休暇を含む休息及び余暇をもつ権利を有する。
第二十五条
１　すべて人は、衣食住、医療及び必要な社会的施設等により、自己及び家族の健康及び福祉に十分な生活水準を保持する権利並びに失業、疾病、心身障害、配偶者の死亡、老齢その他不可抗力による生活不能の場合は、保障を受ける権利を有する。
２　母と子とは、特別の保護及び援助を受ける権利を有する。すべての児童は、嫡出であると否とを問わず、同じ社会的保護を受ける。
第二十六条
１　すべて人は、教育を受ける権利を有する。教育は、少なくとも初等の及び基礎的の段階においては、無償でなければならない。初等教育は、義務的でなければならない。技術教育及び職業教育は、一般に利用できるものでなければならず、また、高等教育は、能力に応じ、すべての者にひとしく開放されていなければならない。
２　教育は、人格の完全な発展並びに人権及び基本的自由の尊重の強化を目的としなければならない。教育は、すべての国又は人種的若しくは宗教的集団の相互間の理解、寛容及び友好関係を増進し、かつ、平和の維持のため、国際連合の活動を促進するものでなければならない。
３　親は、子に与える教育の種類を選択する優先的権利を有する。
第二十七条

1　すべて人は、自由に社会の文化生活に参加し、芸術を鑑賞し、及び科学の進歩とその恩恵とにあずかる権利を有する。
2　すべて人は、その創作した科学的、文学的又は美術的作品から生ずる精神的及び物質的利益を保護される権利を有する。
第二十八条
すべて人は、この宣言に掲げる権利及び自由が完全に実現される社会的及び国際的秩序に対する権利を有する。
第二十九条
1　すべて人は、その人格の自由かつ完全な発展がその中にあってのみ可能である社会に対して義務を負う。
2　すべて人は、自己の権利及び自由を行使するに当っては、他人の権利及び自由の正当な承認及び尊重を保障すること並びに民主的社会における道徳、公の秩序及び一般の福祉の正当な要求を満たすことをもっぱら目的として法律によって定められた制限にのみ服する。
3　これらの権利及び自由は、いかなる場合にも、国際連合の目的及び原則に反して行使してはならない。
第三十条
この宣言のいかなる規定も、いずれかの国、集団又は個人に対して、この宣言に掲げる権利及び自由の破壊を目的とする活動に従事し、又はそのような目的を有する行為を行う権利を認めるものと解釈してはならない。
(http://www.mofa.go.jp/mofaj/gaiko/udhr/1b_001.html)

第6章
戦後医療のエポックと医療行政
（対談）

※篠崎先生と私（粕川）は同年代ですから、先生の戦後医療の歩みとほぼ共通したエポックに遭遇しながら医学書の編集者として医療問題をみてきました。考えてみれば、この間の日本の医療は大きく変貌を遂げてきました。そのなかでも昭和36（１９６１）年の国民皆保険制度は、世界に冠たる制度として、日本国民の健康問題を大きく前進させてきました。その背景には、日本の経済的な発展がありましたが、この制度が日本人の長寿や健康問題の解決に大きく寄与してきたことは誰しも認めるところです。開発途上国では、日本の皆保険制度のモデルが評価されたとしても、国民がすべて保険に加入し、国民の拠出金と国の補助とで保険制度を維持していくには、それなりの経済的な成長が不可欠です。戦後の日本では、経済成長を背景として制度が維持されてきましたが、現在では老人医療費等の急激な増嵩を背景として、制度維持の方途についてわれわれは強く意識せざるを得ません。

一方では戦前に制度整備された保健所は、医療保険制度で提供される医療サービスをより充実するように機能してきて、母子の健康増進・結核対策・脳卒中予防といった点で大きく国民の健康づくりに貢献してきたことは誰しも認めるところです。開発途上の国々は、このような予防医療の提供による国民の健康づくりに関して、日本の経験から学びつつあります。予防医療は医療費抑制につながることに気づいたからです。

私は、戦後わが国の国民の保健衛生の向上に大きく寄与した社会システムは２つあって、１つは昭和23年新たにスタートした保健所システムと、もう１つが昭和36年にスタートした国民皆保険制度で、ま

註　粕川継廣氏：１９６７年早稲田大学政治経済学部卒業後、医学出版社の編集者。その後、編集者を続けながら国際協力活動のＮＧＯで業務に従事。また死への準備教育に関する活動やこれに関係した著書「死への準備教育のための１２０冊」（吾妻書房）などもある。

さに車の両輪と考えています。

篠崎先生も経歴書にあるように、この戦後の医療の大きなうねりとともに、行政官として現場で活躍されてこられましたが、今日は篠崎先生の行政官としての足跡、とりわけ本書でとくに扱っている「精神保健」の問題などを中心にお話しを伺いたいと思います。

まず先生が精神保健医療に関心をもち始めた動機などについてお話しください。

昭和38（1963）年に厚生省の修学生制度が発足したのですが、これは将来、厚生省等の衛生行政の仕事をする技官を確保するための制度でした。私はこの制度の昭和41年度の修学生になりました。

当時は大学紛争のさなかでしたが、学生ですからextern の身分で昭和43（1968）年に横須賀の米軍病院で研修を受けることにしました。当時はベトナム戦争のさなかでしたから、戦地から傷病兵として送還された兵士たちが立川や座間の基地からこの病院に送られてくるのです。その兵士たちは夜中に大声で叫んだり錯乱状態になる兵士が多かったのです。今でいうパニック症状です。彼らを見ていて、今までは学生時代に精神病院で見た患者さんたちは、教科書に書かれている精神障がいの範疇だったのですが、彼らはこれの範疇には入らない。ほとんどの兵士たちは身体に大きな戦傷を負っている、そのうえにパニックを起こすのです。これに衝撃を受けました。身体の病状が安定しても、今でいうＰＴＳＤ（Post Traumatic Stress Disorder：心的外傷後ストレス障害）という心的な障害を残していくのです。このことが私が精神医学に強い関心をもつようになったきっかけになりました。

それから私の母は最期の時期は脳血管性認知症になり、家族も大変苦しんだ時期があります。ですからとりわけ認知症の患者さんの医療については身近な問題として感じています。

●神奈川県立精神衛生センターでの仕事

※先生は医師になるとその後は神奈川県の保健所に勤務され、精神保健関係のお仕事をされましたが、この初めのお仕事がその後の先生個人の行政官としてのさまざまなお仕事に深い影響を及ぼすようになったと考えられます。

当時の厚生省の修学生は医師国家試験に合格すると、まず保健所に勤務することになっていました。昭和44（１９６９）年に医師免許を取得するとすぐ、鎌倉保健所に勤務しました。ここに籍を置いて、神奈川県立精神衛生センターと県立芹香院で仕事をしました。芹香院（精神病院）では入院患者さんを担当して主治医にもなりました。

精神衛生センターでは、デイ・ケアを進めていました。これはご承知のように病院内での診療の限界もあり、患者さんを社会復帰させるための方式であり、今では当たり前のようになっていますが、当時、日本ではほとんど実施されてはいませんでした。当時のセンター長は石原幸夫先生でした。デイ・ケアはセンターを中心に神奈川県下のすべての県の保健所で実施しました。昭和40（１９６５）年には「精神衛生法」の一部改正があり、昭和44年当時は、地域精神衛生の考え方が浸透し始めた時期です。ところが一方では昭和39（1964）年にはいわゆるライシャワー事件が起こり、それを契機に地域精神衛生の考え方が再び入院中心主義に押し戻された時期だったのです。

精神衛生センター時代には、デイ・ケアに関して1冊の本を共同で執筆しました（加藤正明・石原幸夫・吉川武彦・篠崎英夫・松永宏子：デイ・ケアの実際、昭和49年6月、第1版第1刷、牧野出版）。この本は、当時の日本の状況を反映していて、デイ・ケアを「部分入院」のひとつとしてとらえています。しかしそれは単なる技術ではなく、「治療共同体」の理念と、監置的ケアから治療的ケアへの一環としてとらえるという「理想」を前面に出しています。世界の先進的な国々ではこのデイ・ケアの考え方は広く浸透しているにもかかわらず、日本で行われてこなかったのは、経済的な理由や人的な制約があったとする一方で、基本的な理念や「理想」が理解されてこなかったことに起因するとも述べています。この本は、日本でも精神科デイ・ケアに対して診療報酬が支払われることになったことを背景としていますが、それまでの精神医療に変革をもたらそうとした内容に満ちています。

この本の紹介をしますと、「ディ・ケアとは：その発想と意義」（加藤正明）では、カナダのキャメロン（D.E. Cameron）とイギリスのビエラ（Joshua Bierer）とが、いみじくも同時期に（1946年）「デイ・ケア」を開始したことを紹介しています。キャメロン方式は、病院の一部としてデイ・ユニットという病院の一部として開始したこと、一方、ビエラは社会療法センターを開設して、ベッドのない病院を目指したが、両者とも新たな精神医療の道すじを示して病院中心の精神医療に変革をもたらした意義を述べています。「デイ・ケア運営の基礎」（石原幸夫）では、デイ・ケアの対象患者、治療プログラム、基本的な運営の方法を紹介しています。「デイ・ケア・グループの実際的活動」（石原幸夫・篠崎英夫）では、グループ活動の計画と実践の方法、グループ活動の実際例の紹介、「ケース・スタディ」（吉川武彦・松永宏子）では、国立精神衛生研究所の実際例の紹介、５例のケース・スタディの紹介、「各国におけるデイ・ケアの現状と実際」（吉川武彦）では、ヨーロッパ12か国のデイ・ケア施設と運営の実際例について詳述しています。

なお精神科デイ・ケアは昭和49（１９７４）年2月から全国的に展開されることになりましたが、これに関して厚生省の告示・通知類も資料として掲載しています。これによれば、「精神病特殊療法」として、「精神科デイ・ケア（1日につき）60点」とされています。

その後、石原先生・加藤先生とは、『疫学精神医学』（B.Cooper, H.G.Morgan, 加藤正明・石原幸夫・篠崎英夫訳、１９８１．１．第1版第1刷、星和書店）などの本も翻訳出版しました。

芹香院では患者さんの主治医にもなりました。当時は医師自身も治療薬を一通り服用すべきだという考え方があり、クロルプロマジンやトリプタノール、トフラニールなどを最小単位で服用してみました。クロルプロマジンなどは数日間起きられない、トフラニールは不安で落ち着かなくなるといったことも経験しました。医師自身がこのようなことをするというのは、今でも賛否両論ありますが、向精神薬の恐ろしさを知りました。

そのような経験を経て、その後、神奈川県庁予防課精神係主査となりました。

たと私は考えています。

●修士論文とマンチェスター留学時代

※イギリスに留学されて修士論文（Master of Science）を執筆されました。この修士論文は、とても興味深い主題を扱っていて貴重なものだと思います。これもまた先生のその後のお仕事に深く関係してきたと私は考えています。

修士論文を執筆するために、私は昭和49年イギリスのマンチェスターにあるサルフォード市民病院の精神科医師として勤務しました。修士論文は「日英比較精神障害者の死亡に関する記述疫学研究」というものでした。この論文はアメリカの『Comparative Psychiatry』誌（1976年5月）に掲載されました（"A comparative epidemiological study on the death of psychiatric in patients"）。

指導にあたったのはフリーマン（Dr. H. Freeman）というConsultantの精神科の医師と、マンチェスター大学精神科教授ゴールドバーグ（Dr. D. Goldberg）の2人でした。私は患者さんの診療にもあたりましたがResistraという身分でした。Temporary Resistration as a Medical Practitionerというイギリスの法に基づくCertificateをもらって診療を行ったのです。当時イギリスの医師にはHouse Officer・Resistra・Senior Resistra・Cosultantという身分の序列がありました。イギリスには国家試験がありません。大学卒業資格と経験で序列が決まっていきます。患者さんとのコミュニケーションでは、もちろん英語ですから大変苦労したことを覚えています。しかもマンチェスターには訛りがありますから。統合失調症の患者さんがほとんどでした。

面談記録は専任のタイピストがいて、Consultantが主治医ですから、診療を終え録音しておくと翌日にカルテができているような状態でした。

当時はハロペリドールのデポ製剤注射と電気ショックの2つが治療の主流でした。日本ではクロルプロマジンとハロペリドールの経口投与が主流でした。もちろんデイ・サービスや外来重視の医療も大きな位置を占めていました。私は入院患者の診療を行いました。総合病院の精神科で、単科の精神病院はすべて公立病院でしたから、それを減らそうという動きもあり、総合病院に精神科を設けようという動きも背景としてありました。そして患者さんを地域に帰そうとしたのです。デイ・ケアやデイ・ホスピタル、外来が重視されグループ・ホームなども設置されていました。マンチェスター大学の学生たちがボランティアとして患者の送迎を行っていました。近郊にプレスビッチ病院という単科の収容型の精神病院があり、ここでの医療は私のいた総合病院の医療とは異なっていたのはいうまでもありません。プレスビッチ病院では外来者の出入りも厳重でしたが、個室にはトイレがありませんでした。職員がトイレに連れて行くのです。食事も共同の食堂で済ませるのです。つまり手間はかかるのですが、それだけ患者さんの権利を重視していたといえます。

私が思うのに精神医療が公的病院を中心に発展してきたのは、ヨーロッパの歴史的な伝統といえます。経済的な問題と同時に患者さんの人権を重んじるためには、社会防衛という観点はあったにせよ、精神医療は公的病院が望ましいという考え方が根強くあったのだと考えられます。

日本の精神病院とはやや異なった発展形態があるように思います。そのいい例としては、大正8（1919）年の「精神病院法」では県単位で精神病院を作ることが努力義務とされていたにもかかわらず、100年経った現在でも日本の全都道府県のうち、数県に公立精神病院がないという現実と照らし合わせると、それがよくわかります。

日本では民間の病院が歴史的にみても精神医療の大きな部分を担ってきています。

アメリカも精神医療は州立の精神病院として発展してきたのですが、公的病院とはいえ、患者さんを社会に帰すという名目で入院患者を退院させてしまい、その結果、路上生活を余儀なくされる患者さんが増えたことがあるという現実を考え合わせると、要は医療の運営の仕方が問題なのであって、公的・私的云々の議論は大きな意味はないともいえます。アメリカの場合は保険制度との関係もあって、精神医療は私的医療機関が担うことがなかったという指摘もありますが。あるいは精神障がい者に対する社会の寛容さの差異や宗教的な相違とも関係するかもしれません。

日本で取得した博士論文では、精神病院入院患者の死因順位と平均死亡年齢を比較すると、精神障がい者と一般の地域住民とでは違うことに着目した論文でした。イギリスで取得した先ほどの修士論文に戻りますが、日本では一般の入院患者の死亡原因は、当時は脳卒中・がん・心臓疾患・肺炎…でしたが、日本の精神病院では肺炎がきわめて多かったのです。イギリスの精神病院では、一般人との差はありませんでした。日本の場合は、感冒などで適切な対応がなされていなかったために死亡率が高かったのではないかと推測できました。つまり、患者さんに対する処遇や医療対応が原因と考えられました。当時はいまより比較的若年者の患者さんが多いにもかかわらずです。

それからマンチェスターには当時死亡個票がなくなっていて、ロンドンまで行って調べる必要があったのですが、それをみるとイギリスの場合、死因はさまざまに付されていたのです。それに比して日本では肺炎とか心不全とか決まりきった死因に集約されていました。

この論文をアメリカの『Comparative Psychiatry』誌に発表したところ、直後から大きな反響があり、日本の刑務所とイギリスの刑務所も対比すべきだといった意見もありました。

●ＷＨＯ時代―アルコール対策・静岡県衛生部長時代

※日本は経済的な発展を遂げ、昭和29（１９５４）年にはコロンボプランに加盟し、開発途上国への協力に乗り出しました。第二次世界大戦の戦禍が癒え世界の枠組みが固まりつつあった時代です。東西冷戦の新たな闘いが始まってはいましたが、日本も国際化の波に洗われるようになってきました。そんななかで先生はＷＨＯの仕事に関係するようになりました。ＷＨＯでは、その後政府の執行理事をされるなどご活躍されました。先生の行政官としての物の見方などは、このＷＨＯのお仕事によって培われたものと感じます。

その後、昭和49（１９７４）年には厚生省に戻り公衆衛生局企画課の主査となりました。この年に私はＷＨＯのフェローとしてイギリスに行くことになりました。昭和51（１９７６）年に帰国して、厚生省の国際課の初代医系課長補佐となりました。それまではＧＨＱの連絡参事官室しかなかった時代です。そして昭和52（１９７７）年にマニラのＷＰＲＯの事務局長選挙があり中嶋宏先生が立候補したのです。

昭和52年から53（１９７８）年、広島県公衆衛生課長になりました。広島県では県立の精神病院はなかったので、当時の県立精神衛生センター（今田寛睦センター長）を改組することも検討しましたが、結局在任中にも（現在でも）県立の精神病院はできませんでした。

昭和53年から55（１９８０）年は、マニラのＷＰＲＯ（ＷＨＯ西太平洋地域事務局）で精神衛生課長（ＲＡ／ＭＮＨ）として赴任しました。この在任中には、ソロモンとパプアニューギニアのアルコール中毒対策が印象に残っています。ソロモンでは当時Dr.Yorkというイギリスから来ていた精神科医師がいて、一緒になってソロモン全土の保健師に対してマニュアルを作成して、このような患者さんがいたら精神障がいを疑って病院に連れて行くことと、クロルプロマジンの服用に関する指導を行いました。在任中の2年間の教育でかなりの成果を上げました。

パプアニューギニアでは、アルコール依存症の患者が急激に増加し、これに伴って暴力事件などが多発していたのです。イギリス統治時代には禁酒令が敷かれていましたが、独立とともに飲酒ができるようになったら急速にアルコール飲酒者が増え、これに伴う事件が多発したということです。近隣のオーストラリアの業者がビールなどを大量に販売するようになり、多くの人は週給で働いていて、金曜日になるとビールなどを大量に消費するわけです。金曜日は外出するなと言われたほどです。詰まるところ「適正飲酒」の指導しかありません。知識の普及のためには、小学校・中学校といった初等教育の段階から行うしかないのです。

当時、国立久里浜病院の河野裕明院長をヘッドにして、東京でＷＰＲＯ主催のアルコールの国際会議を行いました。ここにはパプアニューギニアの政府関係者や医師らの指導者たちとオーストラリアの政府代表者なども招聘しました。この会議で河野先生は harmful drinking という表現を主張しました、appropriate drink では生ぬるいというわけです（篠崎英夫：ＷＨＯのアルコール中毒対策．病院，39(9)：815-818, 1990.）。

日本でも議員立法で法律ができましたが、議論の過程では、タバコ並みの規制をすべきという意見がありました。その主要な根拠は、アルコールはタバコとは比較にならないほどの社会的損失の大きさです。

第３章でふれたように、ＷＨＯの２０１４（平成26）年の報告書（Global status report on alcohol and health-2014ed.）では、人体への直接的な害を医学的な因果関係から解説しつつ、全世界の統計資料から３３０万人の死因はアルコールとの因果関係があると指摘しています。これには暴力や傷害なども含まれます。この数字だけみても社会的な損失は計り知れないほど大きいものといえます。

ＷＨＯ本部には精神部長のノーマン・サルトリウス博士（Dr. N. Sartorius）という著名な精神医学者がいて、彼が主宰して年に一度、６つの地域事務局の担当官を呼んで会議を行っていました。その当時のこの会議の主要なテーマは、世界の国々に精神衛生法を創るべし、というものでした。サルトリウス氏からは、その後もさまざまなアドバイスをいただいて、今日まで指導をいただいています。

ＷＰＲＯの任を終えて帰国してしばらくして後、静岡県衛生部長になりました。静岡県には2年間在任しました。静岡県立養心荘（現在、静岡県立こころの医療センター）の建て替えなどを手がけました。

●「精神保健法」の施行―精神保健課長時代

※地域精神保健活動が動き出そうとしたときにライシャワー事件が起きて、地域精神衛生への展望がかすんでしまったこと、そしてその後の宇都宮事件からの一連の動きは、日本の戦後の精神医療に大きな影響を与えました。そしてさまざまな曲折を経て「精神保健法」の改正に至りました。この法律はその後の「精神保健福祉法」の萌芽を含んでいました。先生はその渦中に行政官として身を置かれてきました。

昭和63（1988）年から平成元（1989）年までは厚生省保健医療局の精神保健課長でしたが、これ以前にはいわゆる宇都宮病院事件が起こりました。この宇都宮病院事件とは、第2章でもふれていますが、昭和59（1984）年に宇都宮市にある「医療法人報徳会宇都宮病院」という精神科単科病院における無資格職員による患者へのリンチ事件による死亡や不必要な入院の実態が新聞報道されることになりました。ここで報道された精神医療の現実は各方面から大きな批判を浴びることとなります。これが契機となって、同年には国連人権小委員会でも取り上げられて、日本政府は非難されるところとなりました。昭和60（１９８５）年には、国際法律家委員会（ＩＣＪ）による日本の精神医療の実態調査が行われるなど、宇都宮病院事件は国際問題へと広がっていったのです。その結果、第38回国連差別防止・少数者保護小委員会において、日本は精神障がい者の人権保護を改善することを明言するという経緯をたどりました。そしてこのような現実を受ける形で昭和62（１９８７）年には「精神衛生法」は「精神保健法」として改正されるということになりました（仲村英一局長、小林秀資課長）。

「精神保健法」が施行されたのが昭和63（１９８８）年７月のことでした。私はこの法律の施行にあたり、入院中心の治療体制から地域におけるケア体制へといった理念のみならず、入院制度や患者の処遇に関する変革、精神医療審査会や精神保健指定医の創設、といった法律の変更内容を周知することがきわめて重要なことと考えていました。そこで医療や福祉関係者のみならず、関係する人たちへの法律の真の狙いを周知してもらうために『我が国の精神保健（精神保健ハンドブック）昭和63年度版』として１冊の本にまとめました（厚生省保健医療局精神保健課・監修：我が国の精神保健（精神保健ハンドブック）（昭和63年度版）、平成元年２月、厚生出版）。

私は監修者としての「まえがき」で精神保健課長として、次のように記しました。

『22年ぶりに改正された精神衛生法は、「精神保健法」として昭和63年７月１日に施行され、我が国の精神保健は新たな展開を迎えています。昭和40年の前回改正以来、精神保健医療は「入院中心の治療体制から地域におけるケア体制へ」という大きな流れに乗っており、地域に根ざしたきめこまかな社会復帰対策への取り組みに対する支援の拡大など精神障害者の方々に対する福祉的要素をも加味した施策の一層の充実が求められてきています。

また、職場のストレス問題、キッチン・ドリンカー等アルコール関連問題や登校拒否等の児童思春期精神保健など国民全体の「心の健康」の保持向上が強く求められるようになってくるとともに、人口構成の高齢化の急速な進展に伴う痴呆性老人の問題も社会全体が取り組まなければならない大きな課題になってくるなど、精神保健対策はこれまで以上に幅広く、ライフサイクルを通じた適切な施策の展開が求められています。

精神障害者の方々の保健・医療・福祉の増進に、国・地方自治体や関係医療機関、家族会等の民間の関係者が密接な連携を保って積極的に取り組んでいくことが求められる一方、広く国民一人ひとりが「精神保健」について考え、取り組んでいくことを強く求められるといっても過言ではありません。（後略）』

今にして顧みると、このハンドブックは、歴史的にみれば日本の精神医療の大きな転換点を示していたものと考えられます。この本は全体として5章に分けられています。行政がまとめたハンドブックでしたが、初学者でも使えること、知識や条文の参照にも使用できるのが特徴でした。

「第1章　精神保健について」では、精神保健の歴史・ライフサイクルからみた精神保健・生活の場からみた精神保健・精神保健に関する知識などから構成されています。

「第2章　精神保健行政の現状と展望」では、精神障害者対策の全貌を記述しています（精神保健法の内容・医療体制・医療施設体制・社会復帰対策・通院患者リハビリテーション事業などについて、地域精神保健対策、精神保健の財政、心の健康づくり対策、思春期精神保健対策、アルコール関連問題対策、覚せい剤中毒対策、老人精神保健対策）。老人への対策はこの当時から着目されていました。

「第3章　国立精神・神経センター精神保健研究所」では、従来の国立精神衛生研究所（千葉県市川市）と、国立武蔵療養所（神経センターを含む、東京都小平市）を発展的に統合して、昭和61年に国立精神・神経センターが設置されたことを受け、精神疾患・神経疾患・筋疾患・精神薄弱その他の発達障害及び精神保健に関する全国の中心的機関として高度先進的な診断・治療・調査研究・技術者研修などを目的として発足したことから、その活動を紹介したものでした。国立がんセンター（昭和37年）、国立循環器病センター（昭和52年）に続く3番目の国立高度専門医療センターとして、位置づけられたものでした。

「第4章　諸外国における精神保健」として、WHOの施策、アメリカ、ヨーロッパ、ソ連、発展途上国などの現状を紹介。「第5章　関連法規及び施設」「資料編」では、精神保健法、参考資料として受療率や在院日数の推移等のほか、精神保健年表、都道府県担当部署、精神保健センター、関係団体一覧等も付して、精神保健法の趣旨を深く理解してもらうために、文字通り「ハンドブック」として編集したものです。

「精神衛生法」が22年ぶりに「精神保健法」として大きな改正がなされたこと、その改正の内容については第2章でふれたところですが、旧制度との対比でみると次のようになります。

［入院形態］‥「措置入院」「同意入院」⇩「任意入院」〈退院は本人の意志による。ただし患者の症状により72時間を限度とする退院制限を行うことができる〉。「措置入院」〈2名以上の精神保健指定医の診察結果の一致により入院させる。診察にあたっては指定医は厚生大臣の定める基準に従う。退院にあたっては精神保健指定医の診察を要件とする〉。「医療保護入院」〈入院にあたっては精神保健医の診察を要件とする〉。「応急入院」〈直ちに入院させなければ、その者の医療及び保護を図る上で著しく支障があると認められる精神障害者〉。

［入院時の告知］‥規定はなかったものが、「病院の管理者は入院する者に書面で入院措置をとる旨、及び都道府県知事に対し退院等の請求ができる旨等を告知しなければならない」とされました。

［病状報告］‥同意入院については入院措置をとったときの届け出のみで、措置入院については定期報告の義務の規定はなかったが、「医療保護入院」「措置入院」については定期に報告を義務づけました。

［調査請求］‥この項は新規に設けられました。入院患者又は保護義務者は、都道府県知事に対し①退院の請求、②処遇の改善の請求を行うことができることになりました。

［行動制限］‥基本的には従来の規定通りなのですが、親書の発受、行政機関の職員との面会等については行動の制限はできないと規定されました。電話機の使用についても同様です。患者の隔離等の行動制限は指定医の認定が必要とされました。

［審査機関］‥これについては従来は規定はなかったのですが、都道府県に精神医療審査会を

設置すること、委員の数は５～15人、合議体（精神科医３、法律関係者１、その他学識経験者１）による審査を行うこと、ここでは前記の「病状報告」「審査請求」の審査を行うこととされました。

［精神保健指定医］：旧来も精神衛生鑑定医制度はありましたが、新たな法律では、精神保健指定医制度を規定し、この精神保健指定医は、５年以上の医療経験（３年以上の精神科医療経験を含む）を有し、厚生大臣の定める精神医療に従事し、かつ厚生大臣の行う研修等の行う研修を修了した者から厚生大臣が指定することとしたこと、従来の鑑定医の業務のほか、医療保護入院の可否、行動制限の認定等を行うこととしました。

新たな「精神保健法」は、以上のようにさまざまな精神医療の改革を行ったわけですが、ここでは精神障がい者の「人権」を何よりも重視したものであったことが理解できると思います。

「精神保健法」はその後平成７（１９９５）年に「精神保健及び精神障害者福祉に関する法律」（精神保健福祉法）として改正され、法の目的として「自立と社会参加の促進」が明記され、社会適応訓練事業の法制化や精神保健福祉手帳の創設、市町村の役割の明記等がなされました。

一方、昭和35（１９６０）年に制定された「精神薄弱者福祉法」は、国連の障害者プランの動向も踏まえ、精神薄弱の用語が差別や人格の否定を助長すると問題視され、用語の見直しが検討されてきました。その結果、精神薄弱の用語を「知的障害」に改めるとともに、「精神薄弱者福祉法」をさらに充実させ、知的障害者の自立と社会経済活動への参加を促進し、知的障害者を援助するとともに必要な保護を行い、知的障害者の福祉を図ることを目的とした「知的障害者福祉法」に改正し、平成６（１９９４）年より施行されました。

また、あやふやな診断名としてその扱いが不当に差別されていた人たちに対する性同一性障害者に関する通知なども出し、その後の法律の制定［平成15（２００３）年］に至りました。

また都道府県が「老人性痴呆疾患医療センター」を設置し、保健・医療・福祉機関と連携を図りながら、認知症疾患に関する医療福祉相談、鑑別診断、治療方針の選定などに加え、地域保健医療・介護関係者への研修等を行うことにより、地域の認知症疾患の保健・医療サービスの向上を図っていることも特記すべきだと思います。

●救急救命士の誕生

※交通事故や救急医療に関する施策は、厚生省と消防庁が行政の中核となってきたことにより、大きな成果を上げたものと評価されています。そのなかでも救急救命士の誕生は大きなエポックでした。行政の壁やさまざまな圧力、新しい職種としての業務の範囲など、大変なご苦労を乗り越えたのでしたが、マスコミの支持・共感も大きな力となりました。

平成元（１９８９）年から平成３（１９９１）年までは健康政策局の指導課の課長となりました。ここでの仕事の主なものは救急救命士制度の創設です。

戦後の交通事故死者数は、昭和45（１９７０）年には１万６、０００人を超え、これは第一次交通戦争とよばれました。その後、交通安全対策などが功を奏し死者は減少したものの、昭和50代後半から再び増加し始め、昭和63（１９８８）年からは8年連続して1万人を超えるといった状況にありました。これはその後、第二次交通戦争とよばれました。平成元年の統計をみると、交通事故発生件数は66万件、死亡事故1万５００件、負傷者数81・4万人、死者数1万1、０００人、1年未満死者数1万4、５００人となっています（注：平成25年度では、事故発生件数は62万9、０００件、死亡者数は4、３００人、負傷者数は78万人）。

一方、平成4（１９９２）年度の統計ですが、当時の「救急・救助の現況」をみると、救急出動件数は約２９０万件、搬送人員は２８０万件でした（注：平成25年度では５９０万件・５３４万件）。また厚生省の「ＤＯＡ（Dead on Arrival）に関する調査研究班」の報告では、昭和59（１９８４）年から昭和63年までの間に、全国の救命救急センター等でＤＯＡとして扱ったのは昭和59年で約1、１００例、昭和63年では約3、１００例。この間の約9、５００例のうち、ＤＯＡとして搬送された患者で心拍動が再開したのは33・5％でしたが、問題は大半が1か月以内に死亡しており、社会復帰できたのは１０５例、率にして1・09％でした。救命率は３・４％であり、この数字はアメリカの11％に比較して大幅に低いものでした。

このような交通事故の死者の増加は第二次交通戦争といわれ、ＴＶ各社や新聞等で大きく取り上げられることとなり、その対策が急務であることを関係者は気づいていきました。

平成2（１９９０）年には東京消防庁から「救急業務に関する答申」が出されました。これは、助かるべき命が助かっていないという視点からの答申で、救命効果を上げるために救急処置等の必要性が説かれていましたが、当然のことながら医行為に抵触することから、これ以後、さまざまな議論がなされていくことになります。同年には厚生省に「救急医療体制検討会」が設けられました。この中に「救急現場搬送途上における医療の確保に関する小委員会」（竹中浩治委員長）が設置されました。そして同年には厚生省、自治省、消防庁（木村仁長官）から中間報告がなされました。厚生省の中間報告では、新たな身分制度の検討も課題として提示されていました。

この新しい身分制度については、当初は消防庁のひとつの資格ということも検討されていましたが、それでは退職してしまうと使えなくなる恐れがあり、厚生省の国家資格となれば医療関係の一員となるために、生涯免許として使えるのではないかという点が議論を一歩進めることになりました。この新たな職種については、業務範囲や指示系統のあり方を含めて議論は各界で沸騰することになりましたが、これは「救える命を一人でも救うために」という一点で真剣な議論となって展開していくことになりました。TV・新聞等マスコミも論点を連日のように報道するようになりました。とりわけフジテレビの黒岩祐治氏（現神奈川県知事）は、2年間にわたり番組で救急医療キャンペーンを展開し、多大な影響を与えたと思います。その後、黒岩氏は『消防官だからできること』（リヨン社、2005）という本も出版しています。そのようなこともあって、平成3年4月には「救急救命士法」が成立し、救急救命士が新たな国家資格として誕生することになり、平成4年春の第1回国家試験では4、300人が受験し、3、200人が救急救命士として全国で働くことになったのでした（津島雄二厚生大臣）。

救急救命士の誕生の背景にはアメリカのパラメディックの制度があります。日本では救急車に乗っていても、救命の処置などはできないことが問題となったのです。その際に引き合いに出されたのがパラメディックです。交通事故も大変多い時代でした。そのような傷病者に対する搬送途上の救命処置などの行為ができるような職種を養成すべしということでした。その名称をどうするかというときに、国家資格とすべきこと、将来プライドをもって仕事ができるような名称を考えようということで、柳田邦男さんなどがその名称にこだわりました。搬送途上士、救命士といった名称も出されましたが、結局は救急救命士という名称となったのでした。

この過程で私は精神科救急のことが気になっていました。従来は自傷・他害の恐れがある場合にはだいたいが警察に連れてきてください、ということになっていました。家族は患者が暴れて押さえられない場合には、どうしても警察ということになってしまいます。このような場合に、救急車を呼んで収容して、鎮静作用のある薬剤を注射してから適切な病院に搬送してもらうことが重要ではないかと考えたのです〈平成14年度救急救命士による特定行為の再検討に関する研究〈平澤博之班長・千葉大学名誉教授〉〉。結果として気管挿管は認められましたが、このことはいまだに認められていません。

精神科の患者さんは病識がない方が少なくないのですが、精神症状を呈した患者さんの人権を擁護しつつ、救急医療現場での危機管理への対応が必要なのです。昭和63年の「精神保健法」の成立によって、精神障がい者の人権に配慮した新たな入院制度が作られ、これを契機に全国に精神科救急システムの整備が行われてきました。昭和60年代に東京、大阪などの都市部を中心に精神科救急システムが作られていきましたが、各地にこのシステムの構築は広がりました。

輪番制や県内の基幹病院で精神科救急を引き受けているところもあります。またそれらを併用した精神科救急システムを定めているところもあり、そのシステム形態はさまざまでしたが、精神科救急医療は全体としては遅々として進まなかったのが現状です。

厚労省は平成7年に精神診療科救急医療システム整備事業を打ち出し、全国の救急医療システムの整備に拍車をかけたのです。こうして約20年近くかけ、ようやく各県ごとの特性に合わせた精神科救急医療システムが各地で構築されるようになりました。

その後、私は国立療養所課の課長となりました。国立療養所は精神科病院とハンセン病の施設・結核療養所・難病施設が主たるものでした。組織替えがあり国立病院部になったときに、初代の政策医療課長となり、「精神・神経センター」の設立にかかわりました。それまでは精神保健課に精神衛生研究所、国立療養所課に国立武蔵療養所、国立病院課に国立国府台病院があったのですが、これらを統合してセンターを設立したのです。

その後、平成4年に医療課長となり、かかりつけ医の点数化、在宅時医学管理料の点数化などを行いました。その結果、医科で4・8％のプラス改定が行われました。

その後、平成6（1994）年に厚生科学課長となりました。ここでは国立公衆衛生院と病院管理研究所他を統合して、国立保健医療科学院を創設しました。

なお、これに関連して「国立試験研究機関の重点整備・再構築について」の資料を付しておきます。

経緯：平成7年1月23日、厚生省の試験研究体制について、時代の要請に迅速かつ的確に対応し、21世紀に向けて厚生科学研究の一層の推進を図るため、試験研究機関の重点整備・再構築の改革を実施することとし、「21世紀に向けた厚生科学研究の総合的推進について」を策定した。

これまで、その後の事情変更に対応する調整を行いつつ、順次、国立試験研究機関の組織再編を進めてきた。

平成7年1月　「21世紀に向けた厚生科学研究の総合的推進について」策定
平成7年2月　「特殊法人の整理合理化について」（閣議決定）
平成8年12月　国立社会保障・人口問題研究所の発足
　（特殊法人社会保障研究所と人口問題研究所を再編）
平成9年1月　国立多摩研究所を予防衛生研究所のハンセン病研究センターに改組
平成9年4月　国立感染症研究所の発足
　（国立予防衛生研究所を改組）
平成9年7月　国立医薬品食品衛生研究所の発足
　（国立衛生試験所を改組）
平成9年12月　行政改革会議最終報告
　（独立行政法人制度の創設を提言。併せて独立法人化等の検討対象となりうる業務として国立健康・栄養研究所が明記される）
［平成11年7月　「独立行政法人通則法」公布（施行は平成13年1月6日）］
平成13年1月　国立公衆衛生院廃棄物工学部を環境省国立環境研究所へ移管
平成13年4月　（独）国立健康・栄養研究所の発足
平成14年4月　国立保健医療科学院の発足
　（国立公衆衛生院を改組）
平成17年4月　（独）医薬基盤研究所の発足

※WHOは世界の国々の精神保健に関する先導役として、大きな役割を果たしてきました。ここで出される報告書などは、さまざまな国の現実を洗い出すことで、先導役としての的確な理念を打ち出して大きな役割を担ってきました。国連も障がい者に対する世界のトレンドを打ち出すことで戦略的に大きな役割を果たしてきました。先生は行政官として、このような大きな世界的な動きを日本の保健医療施策に反映する責任ある立場におられました。さらに国家資格として「精神保健福祉士」の誕生に力を注がれました。わが国の精神保健の歴史にとって、大きなエポックとして記憶されています。その後、平成8（1996）年から大臣官房初代の障害保健福祉部長となられました。

●障害保健福祉部長時代ー精神保健福祉士の誕生

当時は国連障害者プランの方針にも則り、精神・身体・知的障害の三障がいを統合した施策を統合的に推進すべきであるという国際的な潮流があり、これを受ける形で障害保健福祉部ができました。

わが国では、平成5年度から平成14年度までを想定した新たな「障害者対策に関する長期行動計画」を策定し、その着実な施策展開を図っていく必要がある、ということを提案していました。そもそも新たに長期計画が提案された背景としては、1992（平成4）年4月23日、国連アジア太平洋経済社会委員会（ESCAP）第48回総会で「アジア・太平洋障害者の十年」（1993〜2002年）が決議されたことがありました。

この「アジア・太平洋障害者の十年」というのは、国連障害者の十年を振り返ってみると開発途上国において障がい者の格差が目立つということで、アジア太平洋地域においては、さらに「障害者の十年」を継続し、障がい者対策の推進を図っていくこととしたもので、日本もその共同提案国になっていました。この決議では、各国がこの10年間の国内行動計画を定めることとされていました。そして中央心身障害者対策協議会の意見を受けて平成５（１９９３）年３月22日に「障害者対策に関する新長期計画」が障害者対策推進本部により策定されたのでした。

また、平成５年11月には、「心身障害者対策基本法」が一部改正され、「障害者基本法」となりました。この法律では、その対象となる障害が「身体障害、精神薄弱（注：その後知的障害）、精神障害」の３つの大きなくくりで規定されたのです。

この新長期計画は、基本的な考え方として「リハビリテーション」と「ノーマライゼーション」という２つの理念のもとに「完全参加と平等」を目指すという考え方を引き継ぎ、これまでの成果を発展させて新たな時代のニーズにも対応する計画として位置づけています。その内容は「障害者の主体性、自立性の確立」「全ての人の参加による全ての人のための平等な社会づくり」「障害の重度化・重複化への対応」「高齢化への対応」「アジア・太平洋障害者の十年への対応」といった５つの目標のもとに、各省庁がおのおのの政策として組み立てたものとなりました。

障害保健福祉部長の時代には、「精神保健福祉士法」を成立させ、精神保健福祉士の国家資格を実現させました（田中慶司精神保健課長）。

先述のように「救急救命士法」によって救急救命士の資格は国家資格となりましたが、国家資格を創設するのにはさまざまなノウハウがあるのですが、私のこの経験が「精神保健福祉士法」の成立に生かされました。

「精神保健福祉士法」や資格創設の経緯にふれておきます。

日本では1950年代から、精神障がい者の退院や生活のための相談援助を行う、精神科ソーシャルワーカー(PSW：Psychiatric Social Worker) が、主に精神科病院において活躍してきました。

昭和62(1987)年には「社会福祉士及び介護福祉士法」が制定され、社会福祉士もPSWも同様にソーシャルワーカーとしての専門性は確立していたので、ここで精神保健や医療領域に特定したソーシャルワーカーの法定資格化の是非が論点となりました。しかしながら社会福祉士は、精神保健医療領域で働かないことを前提としていたために、医療の場では機能できない状況が続いてきました。そして精神障がい者の医療・福祉対策も立ち遅れていることから、その社会復帰の促進と地域生活支援の充実が大きな問題となっていたのです。

先述のように向精神薬の開発によって1960年代からは精神症状が軽減し退院する患者が徐々に増えてきたことに伴い、精神科デイ・ケアなどの取り組みも行われてきていたのですが、他方では措置入院による入院が多くを占めている状況が続いていました。それが「精神保健法」の改正に伴って、精神障がい者の就労支援や社会復帰の業務を進めてきていたPSWの役割が注目されてきたのでした。

精神障がい者の社会復帰を促進するにあたって、PSWの役割や重要性が認識され、必要な人材と資質の確保を図るためにも、この職種の資格化が強く求められるようになりました。精神医療の関係学会や団体、日本医師会（坪井榮孝会長）、日本看護協会（見藤隆子会長）、日本精神病院協会（河崎茂会長）、全国精神障害者家族会連合（山下利政理事長）等、各方面の理解もあって、「精神保健福祉士法案」は第１４０回通常国会に提出され、第１４１回臨時国会における議論を経て、平成９（１９９７）年12月12日成立、平成10（１９９８）年４月１日に施行されました（小泉純一郎厚生大臣）。

精神保健福祉士の仕事についてふれます。医療機関で精神保健福祉士が担う業務は、単科の精神科病院、総合病院の精神科、精神科診療所、医療機関併設のデイ・ケアなど、配属先の特質によっても異なります。医療機関では治療にかかわることはなく、精神障がい者の生活を支援すること、医療と地域生活の橋渡しをすること、機関内の他職種と連携してチーム医療を展開すること、常に権利擁護の視点をもつこと、といった専門的な業務は共通しています。

なお、精神保健福祉士は医療職ではありませんので、医師の指示によって業務を行うものではありません。ただし、「主治医がいれば、その指導を受けること」も精神保健福祉士の義務として定められています（同法第41条第２項）。つまり、主治医の意見を聞き、指導を受けますが、精神保健福祉士として独自の専門的な視点に基づく判断と、それによる支援を行う職種となります。また、病院の外の他機関との連携による援助活動を展開する視点も必要です。

生活支援サービスとしては、日常生活訓練をする事業所では、家事などの具体的な基本動作を一緒に行い、助言します。就労前訓練や作業を行う目的の施設では、作業を通して社会参加することを支援します。また、就労前のトレーニングや、実際の就職活動に関する助言、職場への定着のための支援等を行います。

相談支援事業所や地域活動支援センター等の地域生活の支援を主目的とする事業所では、利用者に、電話や対面、訪問による相談や日常生活にかかわる各種サービスを提供します。また、各種情報の発信や居場所提供も行います。関係機関相互の連携の中心となり、ネットワークを活用して精神障がい者のより良い生活を支援する立場でもあり、ボランティアの養成や身体・知的障がい者や高齢者、児童など地域住民を幅広く対象にすることもあります。

その他、福祉行政機関、司法施設、矯正施設、介護保険施設、地域包括支援センター、一般の教育機関、企業等、その活動の場は広がってきました。

また要請を受けて、都道府県・指定都市に設置される精神医療審査会や、市町村が行う「障害者総合支援法」下での障害程度区分認定審査会、社会福祉協議会の地域福祉権利擁護事業や運営適正化委員会への参加などもみられます。

●健康日本21の策定

※本書第1章でもふれておられるように、WHOの「健康の定義」は日本では子どもたちの教科書でも教えられ、大変よく知られているのですが、そもそも「健康とは何か」という問いに答えることは大変難しいところがあります。先生は健康局長のときに「健康日本21」を策定されたわけですが、その背景や考え方についてお聞かせください。

その後、私は厚生科学技術審議官となったのですが、このときには尾身茂氏（現・独法地域医療機能推進機構理事長）のＷＰＲＯ事務局長選挙がありました。

その後、保健医療局長になり、後に健康局長になりました。この在籍中の仕事のひとつが平成12（２０００）年に策定された「健康日本21」でした。

「健康日本21」は、新世紀の道標となる健康施策、すなわち21世紀において日本に住む一人ひとりの健康を実現するための、新しい考え方による国民健康づくり運動と位置づけられました。具体的には、疾病による死亡、罹患、生活習慣上の危険因子などの健康にかかわる具体的な数値目標を設定し、十分な情報提供を行い、自己選択に基づいた生活習慣の改善および健康づくりに必要な環境整備を進めることにより、一人ひとりが稔り豊かで満足できる人生を全うできるようにし、あわせて持続可能な社会の実現を図る政策でした。

日本人の寿命が戦後急速に延びた背景には、「感染症」などの急性期疾患が激減したことがあげられますが、一方ではがんや循環器病などのいわゆる「生活習慣病」が増加し、疾病構造は大きく変化してきました。こうした生活習慣に起因すると考えられる病気の予防・治療にあたっては、個人が継続的に生活習慣を改善し、病気を予防していくなど、積極的に健康を増進していくことが重要な課題となってきていました。

長寿は大変喜ばしい事柄ですが、一方では、多くの高齢者は必ず健康問題を抱えて生活するようになります。他方では、少子化が進行するのは必然であり、このような超高齢・少子社会を人類は未だかつて経験したことはありません。21世紀の日本は、高齢化の進展により病気や介護の負担が上昇することは間違いありません。一方で、日本はこれまでのような高い経済成長が望めないとするならば、病気や介護の社会的負担を減らしていくことが重要になってきます。そこで、病気にならない・健康をつくるための社会的視野をもった施策として、「健康日本21」が策定されました。世界に冠たる国民皆保険制度の21世紀バージョンとしても重要な位置づけを孕んだ施策といえます。

そもそも健康増進（Health Promotion）という考え方は、1946（昭和21）年にWHO（世界保健機関）が提唱した「健康とは完全な肉体的、精神的及び社会的福祉の状態であり、単に疾病又は病弱の存在しないことではない。」（第1章参照）という健康の定義から出発しています。

もうひとつの施策の源流は、プライマリ・ヘルス・ケア（PHC）の大切さを明確に示した最初の国際宣言でもある「アルマアタ宣言」[「すべての人々に健康を」〈Health For All : HFA・1978（昭和53）年〉]であり、WHOとUNICEFが発信したこのイニシアチブは、WHOの加盟国に受け入れられてきたものです。

[大谷藤郎（監訳）：プライマリ・ヘルス・ケアの行動指針―WHOの健康戦略．メヂカルフレンド社、1983.][大谷藤郎（編）：21世紀健康への展望：医療、健康づくり、プライマリヘルスケアを考える．メヂカルフレンド社、1980.]といった出版物もこの頃に出されています。

さらには１９８６（昭和61）年11月にオタワで開かれた第1回ヘルスプロモーション国際会議は、２０００年までに・またそれ以降も、この「すべての人々に健康を」を実現するための活動を示した「オタワ宣言」（「１ペンスの予防は1ポンドの治療に勝る」）の考え方にも影響を受けています。

いずれにせよ「健康日本21」は、近代国家の総合的な国民の健康づくりを施策に盛り込んだ初めての試みであり、しかも数値目標化したのが特徴です。これはアメリカ、イギリスなどでも行われた方法です。

具体的には、「生涯を通した健康課題」を掲げ、生まれてから死ぬまでの生涯を、「幼年期」（育つ）、「少年期」（学ぶ）、「青年期」（巣立つ）、「壮年期」（働く）、「中年期」（熟す）、「高年期」（稔る）の６段階に大別し、おのおのの期の健康課題を明確化しました。

次に「目標設定の考え方」に関しては、65歳未満区間死亡の減少を目指すために各年代層の区間死亡確率を基準としました。これによるとがんによる65歳未満区間死亡率は、男女合わせて４・６％、全体の39％、脳卒中は１・６％、全体の９％、自殺は０・95％、全体の８％、そして虚血性心疾患は０・67％、全体の７％を占めていました［１９９７（平成９）年］。

次には早世を減らすことと高齢者の障害を防ぐことを目的とした場合、それに関連する疾患をいかに減らすかが課題となります。高齢者の障害を減らすとすれば、脳卒中や骨折の減少、さらには歯の喪失を防ぐことが課題となります。これらの疾病は、多くの場合、生活習慣に深く関連しており、高血圧や糖尿病、タバコ、肥満、身体活動などが問題になるとされました。

したがって、「健康日本21」では、大目標としては早世を減らし、高齢障がい者を減らすこと、中目標としては「がんを減らす」、「脳卒中を減らす」、「心臓病を減らす」、「自殺を減らす」、「歯の喪失を減らす」等を考え、これらの大目標、中目標を達成するための生活習慣の改善目標として小目標を考えるという施策のプロセスを踏みました。

このような考え方をもとにして、各論においてそれぞれの基準値と目標値を設定することから施策が整備されていったのです。そして、この施策の環境整備と実施主体については、①マス・メディア、②企業、③非営利団体、④職場、学校、地域、家庭、⑤保険者、⑥保健医療専門家、⑦行政機関をあげました。

さらにこれに加えて「健康情報システムの確立」を大きく掲げました。科学的根拠に基づいた質の高い情報を効率的に入手するためには「健康日本21」のための戦略的な情報システムの確立が求められるからです。そのために、①疾病の発生状況に関する情報、②疾病・障害の保有状況に関する情報、③保健行動（生活習慣）に関する情報、④疾病や予防方策の知識等に関する情報、⑤保健サービスの利用に関する情報、⑥保健サービスの提供に関する情報、といった情報の有効活用に力を注ぐこととしました。急速に発展してきていたＩＴ技術を前提としたかつてなかった戦略と位置づけられると思います。

●新医師臨床研修制度

※戦後の医師教育においては、大きな変革がいくつかありましたが、そのひとつが「新医師臨床研修制

度」でした。この制度はその後さまざまな経緯を経て見直しが行われました。

その後、私は平成13（２００１）年から2年間、医政局長を務めました。ここでは「新医師臨床研修制度」の準備に取り組みました。坂口力厚生労働大臣の卓越したリーダーシップのもと、多くの方々の協力を得て進めたものでした。平成16（２００４）年から制度は動きました。

「医師臨床研修制度」は、昭和21（１９４６）年の実地修練制度（いわゆるインターン制度）の創設（医療法施行令）に端緒があります。そして昭和23（１９４８）年に現在の「医師法」が制定され、同法に基づく規定となってきました。これは大学医学部卒業後、医師国家試験受験資格を得るための義務として、「卒業後1年以上の診療及び公衆に関する実地修練」を行うこととされたものです。

そして昭和43（１９６８）年には実地修練制度が廃止され、臨床研修制度が創設されました。これは大学医学部卒業直後に医師国家試験を受験し、医師免許取得後も2年以上の臨床研修を行うように努めるもの（努力規定）とされました。

この従来の臨床研修制度では、７割が大学病院で、３割が臨床研修病院で研修を実施し、研修医の4割程度が、出身大学（医局）関連の単一診療科によるストレート方式による研修を受けていました。一方で、幅広い診療能力が身につけられる総合診療方式（スーパーローテイト）による研修を受けていた研修医は少なかったのが実情でした。

この制度の下では、地域医療との接点が少なく、専門の診療科に偏った研修が行われ、「病気を診るが、人は診ない」と評されていたのが現実です。そして多くの研修医について処遇が不十分で、アルバイトをせざるを得ず、研修に専念できない状況が続いていました。また、出身大学やその関連病院での研修が中心であるため、研修内容や研修成果の評価が十分に行われてこなかった、というのが実情でした。

こうしたことを背景として、平成16年の「新医師臨床研修制度」では、診療に従事しようとする医師は、2年以上の臨床研修を受けなければならない（必修化）とされたのが焦点となりました。そして医師の臨床研修の必修化にあたっては、「医師としての人格を涵養すること」、「プライマリ・ケアの基本的な診療能力を修得する」とともに、「アルバイトせずに研修に専念できる環境を整備すること」を基本的な考え方として、制度が構築されました（医道審議会臨床研修検討部会部会長・矢崎義雄国立国際医療センター総長）。

この「新医師臨床研修制度」は、新しい臨床研修制度の導入により一定の効果がみられたものの（福井次矢、篠崎英夫、遠藤弘良、他：厚生労働科学研究「卒前教育から生涯教育を通じた医師教育の在り方に関する研究」総合研究報告書、２００８年3月）、その一方で、地域における医師不足問題が顕在化したことなどにより、見直しが行われたことはご承知の通りです。なお時を同じくして、平成16年4月から国立大学付属病院（文部科学省）と国立病院（厚生労働省）が独立行政法人となりました。

見直しの主な内容は、平成20（２００８）年に「臨床研修制度のあり方に関する検討会」がもたれ、①研修医の将来のキャリア等への円滑な接続が図られるよう研修プログラムを弾力化する、②卒前・卒後の一貫した医師養成を目指し研修の質の向上や医学教育の充実を図る、③医師の地域偏在対応、大学等の医師派遣機能強化、研修の質向上等の観点から募集定員等を見直す、といった対策が検討されてきました。

私はその後、保健医療科学院の院長［2003（平成15）年、その後2009（平成21）年から名誉院長］、神奈川県立保健福祉大学特任教授（2009〜2011年）を務めました。

●「精神保健」の現場に立つ

※先生はその後、神奈川県立保健福祉大学で学生たちに「精神保健学」「精神医学」の教鞭をとられ、その後なんと精神医療の現場で臨床医としてカム・バックされました。厚生労働省の医政局長を務められた先生が臨床現場に立つということは、きわめてまれなことでしたから周囲の人たちから驚きの目で見られ、ニュースにもなりました。篠崎先生のご自身の深い考え方もあったのだと思います。

2005（平成21）年から2011（平成23）年まで神奈川県立保健福祉大学の特任教授として「精神保健学」「精神医学」を担当しました。これは元神奈川県知事の岡崎洋氏から依頼されて、大学の設立準備委員をした関係から講義を担当することになりました。もともと「精神保健学」「精神医学」に関心がありましたので、これをお引き受けしたのでした。大学の常勤の教授というのは初めてでしたが、この大学はとてもユニークな理念に裏打ちされており、看護学科、社会福祉学科、栄養学科、リハビリテーション学科の4学科がありました。創設は

2003年。「精神保健学」90分の授業を担当しました。尊敬している大熊輝雄先生の執筆された『現代臨床精神医学』(金原出版)もあらためて熟読させていただいたものです。今般、本書を執筆するにあたっても、大変貴重な資料になりました。さらに朋友の重盛憲司氏(洗足メンタルクリニック院長)にもアドバイスをいただきました。

講義では、とくにライフステージにおけるさまざまな精神保健学的な課題に焦点を絞り、若い学生たちが興味をもつと思われた「アルコール」「タバコ」「うつ病」「自殺」そして「認知症」などに関しては、トピックスを交えて講義に幅をもたせるようにしました。本書の「第3章・日本人の精神保健の危機」はこれらの講義ノートがベースになっています。また「うつ病」「統合失調症」などについては、アメリカのビデオ教材を用いて、俳優が患者を演じて状況や場面をわかりやすく解説しているものを使用したりして講義をより理解しやすくしようと努力しました。この大学は私の育った横須賀市にありましたので、通うにしても大変楽しい2年間でした。

神奈川県立保健福祉大学の特任教授を終えて2011年春から2013年夏まで、長野県安曇野市にあるミサトピア小倉病院の院長を勤めました。松本市にある社会医療法人城西医療財団は、前身は明治19(1886)年に創設された120年以上の歴史のある財団です。近隣の市町村にいくつかの病院や医療施設・福祉施設を有しており、ミサトピア小倉病院はこのグループの精神科単科の病院です。

財団2代目の関守先生は、私の父と北海道帝国大学の同級生で大変懇意の間柄でした。私が神奈川県の時代に精神衛生か母子保健か結核をやるかで迷ったときに、相談したのが関守先生でした。先生は精神衛生に関して日本は大変遅れている、まだまだやることがたくさんあるから精神衛生をやってほしいと言われました。それがきっかけとなって私は精神衛生の道を選択したのでした。そのご子息が関健先生で、現在の城西財団の理事長です。厚労省時代には、関健先生は医師の臨床研修制度の精神科臨床研修や医療法人協会の幹部もされていました。そんなご縁でミサトピア小倉病院の院長をお引き受けしました。安曇野で少し遠かったのですが。

この病院では、私の意思で精神科の臨床をさせていただくというのが条件で、久し振りに精神医療の現場に立ちました。病院は平成14（２００２）年にできました。精神療養病棟入院料（１５０床）、介護保険適用病床認知症疾患型Ⅴ型（50床）の２００床からなっています。作業療法やレクリエーションなどのユニットを備えています。老人性の精神障がい、とくに認知症の患者さんが多く入院していました。安曇野という清冽な水と空気がおいしい療養環境にありました。病院建築もたとえば、認知症の患者さんが動くとき、ガラス越しに外の景色が見えると落ち着くというエビデンスを設計に生かし、病棟の回廊は常に外の景色が見えるように設計されていました。冬は床暖房が備えられ清潔で、病室の半分は個室、四人部屋も仕切りがありプライバシーも守られており、個室の差額料金も少額しかとらないという理念に裏づけされた病院でした。職員の皆さんも優れていて、離職職員はほとんどなく、優秀で人間味のある人たちが多い病院でした。長野県で精神科でただひとつ日本医療機能評価機構の認定を受けました。

私も受け持ち患者をもち、病棟回診はもちろんのこと診療も行いました。今まで長年行政の場にあり、大学で教えていた地域精神医療を実践するわけですから、とても興味もあり緊張しました。

病院には岸川雄介先生という認知症の専門家が副院長でおられました。第4章でも私と対談をお願いしましたが、大変優れた専門家です。認知症の薬としては4種類の薬があるのですが、なるべく薬は使わないという方針で、できるだけ早期に退院させるということでやりましたが、入院時に家族やワーカーの人に何か月で退院させますよと言って納得して入院させることが大切です。入院させたままにしておくと家族も引き取らないとか、社会福祉施設に移すことが容易ではなくなります。認知症の患者さんの場合にはとくに。費用の面でも精神科の病院に入院しているほうが、本人負担は少ないのです。

今後増え続けると予想されている認知症の患者さんについては、地域でフォローすることが大事であるのはいうまでもないのですが、地域でフォローできないケース、あるいは時には、家族がヘトヘトになる前にいったんは精神科の病院に入院も必要です。その際でもいったんは退院させることを前提として入院を受け入れることが大切です。

診療の場では、入院までの処方薬に疑問をもたざるを得ないケースも実に多いことを経験しました。認知症の患者さん家族のセカンドオピニオンとしても病院は機能すべきだと思いましたね。家族に対しては攻撃的であったものが、職員に対しては必ずしもそうではない患者さんもいますし。また排便とか排尿のタイミングを教える教育入院としての意義もあると考えています。

カプラン（『Comprehensive Textbook of Psychiatry. vol.1, 2, 9th ed.』）、大熊輝雄先生の『現代臨床精神医学』（樋口輝彦、市川宏伸、他編：今日の精神科治療指針．医学書院、２０１２．）がこのときの座右の参考書でした。

認知症の患者さんはさまざまな症状を呈し、病期によってもさまざまです。ＭＣＩ（Mild Cognitive Impairment）という軽い症状の場合には地域でケアできますが、重くなると家族は疲弊してしまいます。ごく日常的な食事や排便・排尿、そして睡眠が困難になってくると家族の負担が大きくなります。

病院では時間おきにトイレに誘導しますし、薬物でコントロールすることもできます。作業療法をプログラムに入れることも可能となります。そのような病院での respite 入院（小休止）の意義と教育的な意義について再確認することで、医療福祉関係者と家族が共通認識のもとに患者さんのケアにあたるということが可能になると考えました。

老人性の精神障がいと認知症の患者さんは違います。それと老人の物忘れと認知症、これも異なります。このような見きわめには専門医の診断が重要となります。早期発見・早期治療が病院、および専門医の大きな役割なのです。

また病院では、認知症患者のカンファレンスの重要性に気づかされました。ケース・スタディというよりも、インシデント・スタディ的なカンファレンスを各ケースごとに開催してきました。出席者は私とその患者さんを担当している医師、看護師、介護福祉士、精神保健福祉士、臨床心理士、作業療法士、管理栄養士、介護支援専門員、場合によってはひとつの職種でも複数の者が出席して定期的に行いました。ケース・カンファレンスの内容は記録されることになっていました。

このケース・カンファレンスは、認知症の患者さんをさまざまな角度や視点から分析することになり、医療やケアのより的確な方針を打ち出すためには欠かせない場として意義深いものでした。ここでは逐一のケース分析はできませんが、ケース・カンファレンスを通して学びえたものを次に示しておきます。学術的な吟味は経ておりませんが、あくまで私の経験知のキーワードとして記しておきます。

・多角的・多面的分析
・病歴の深い分析
・家族の受け止め方の分析
・家族の詳細な声をあらためて聴く
・精神状態の各職種からの観察
・今までの服薬内容の妥当性の吟味
・初診（医療）の重要性
・薬の変更・減量
・適切な再検査
・身体を動かす効果

・歌を歌う（カラオケ）効果
・回想法の意義
・トイレッティングへの援助
・良眠への援助
・病院の教育入院的役割の重要性
・外来・訪問看護・訪問介護によるフォローの重要性
・デイ・ケア、デイ・サービスの利用
・福祉用具の利用、住宅改修など
・退院の阻害因子の分析（なぜ退院させられないか）

●師事した人びと

※時代は人を生む、といわれます。先生は行政官として、日本の保健医療の方向を政策として立案・実施する責任を負われてきたわけですが、そのなかで保健医療関係者とは数多くの方々と交渉を重ね、政策を練ってこられました。とりわけそのなかでも影響を受け師事された方を幾人かあげていただけますか。

私が行政官として、戦後医療の変革に携わってこられたのも、実に多くの人たちの指導や理解があったからこそであることはいうまでもありません。

私の生い立ちにふれますと、父は奈良県橿原市の浄土真宗のお寺（東通寺）の息子でしたが、父は北海道帝国大学を卒業して軍医となりました。一家で満州国大連に移住し、父は戦後に現地で開業しました。引き上げ船の中で私は肺炎を起こして死の間際までいったそうです。その後、引き上げ者名簿で調べたところでは、私の家族は永禄丸で佐世保に帰国しています。帰国後、父は横須賀で開業しました。軍医でしたので父の知り合いが厚生省に多くおられました。私が厚生省に行くことになったのも、父の影響があったかもしれません。

私が役所を退官後、長野県の安曇野のミサトピア病院に行ったのも、この病院の関理事長の父上は北海道帝国大学で父の同期だったのがご縁でした。

行政官として働いていた精神保健課長の時期に、私の母が脳血管性認知症で最後の日々を送り、家族も大変困難な日々を過ごしましたが、このようなことも認知症に強い関心をもつようになった一因かもしれません。

○石原幸夫氏

石原幸夫先生は陸軍士官学校出身の軍医でした。昭和44（1969）年から神奈川県精神衛生センター長でした。このときに私は石原先生のところで働きました。石原先生は地域精神医学の臨床家であり、先進的な医療実践家でもありました。先にふれましたが、精神衛生センター時代には、デイ・ケアに関して1冊の本を共同で執筆しました（『デイ・ケアの実際』）。先生は私の博士論文の指導者でもあり、終生精神保健の指南役として薫陶を受けました。

石原先生が神奈川県立精神衛生センター所長時代に書いた論文があります（石原幸夫：都市

における精神衛生―過密都市の諸問題・横浜市調査季報41号・１９７４年3月・特集／都市と精神の問題)。この中で石原先生は、精神障がい者の総合リハビリテーションセンターの構想、デイ・ケアの有用性、アフター・ケア活動における保健所の重要性、家庭訪問活動の重要性など、神奈川県下の主要都市における障がい者の生活実態（貧困など）からさまざまな提言を行っています。今でも新鮮な提言に満ちています。

　ところでアメリカの精神医療における脱入院化の大きな転機は、ケネディ大統領の１９６３（昭和38）年の「精神病及び精神薄弱に関する大統領教書」にあるとされ、以後、アメリカの精神医療は脱病院化に大きく舵を切ることになりました。そして創設されたアメリカのＣＭＨＣ（Community Mental Health Center）は医療の偏在、空白を埋める目的で人的資源の不足に悩みながらも１９７０年に５００か所が建設されました。このセンターは、①入院治療、②救急サービス、③部分的入院、④外来治療、⑤コンサルテーション・教育の役割を担っていました。そして職員の配置も医師、看護師、心理師、ソーシャルワーカーなどの専門多職種から構成され、医療的ケアだけではなく社会生活に必要なリハビリテーションや心理的ケアなどを提供できる機能を担っていました。石原先生は、アメリカのセンターは総合的地域計画の拠点であり、直接的ケアを行っていることについてそれを評価していました。

　石原先生の在籍していた日本の地域精神衛生センターは、アメリカとほぼ同時期の昭和40（１９６５）年の「精神衛生法」の改正により設置されたものでしたが、日本の場合、その役割は、精神衛生の第一線の活動を行う保健所に対し、技術援助を与え精神保健従事者の研修などを担当する性格のものでした。都道府県の必置義務もなく、入院中心主義を脱却できない日本の現状を批判しています（三野宏治：日本の精神医療保健関係者の脱病院観についての考察―米国地域精神医療保健改革とそれについての議論をもとに．Core Ethics Vol.6, 2010.）。

石原先生は、長年暮らした住みよい地域で精神に障がいをもった患者さんたちが生活できることを理想としていましたが、現実はそのように甘くないわけで、「長年暮らした住みよい社会で」と繰り返し話す精神医療を語る無責任な論者に対して、激しい怒りの言葉で論駁していたことを思い起こします。現実を直視すること、偽善を嫌い誠実、直言居士、頑固でしたが、精神を病む患者さんたちには優しい目を向けていました。

なお、石原先生を忍んで、7人の会を結成しました（稲本誠一、渡辺眞、坂井元、佐藤祐香、石川到覚、助川征雄、篠崎英夫）。

○大谷藤郎氏

大谷藤郎先生との出会いは、「精神衛生法」の改正の際、『地域精神衛生活動指針』（医学書院、1966年）を出版したときでした。当時、大谷先生は厚生省の検疫課長でした。厚生省在籍中は大谷先生から長きにわたって指導を受けてきました。

大谷先生は大正13（1924）年滋賀県生まれ。昭和27（1952）年に京都大学医学部卒業。在学中はハンセン病の診療に従事されていた小笠原登先生に師事され、大きな影響を受けたことをよく話されておられました。

先生は昭和34（1959）年に旧厚生省に医系技官として入省しました。入省後は、昭和37

（1962）年から精神衛生課、昭和40年の「精神衛生法」の改正などに携わりました。昭和47（1972）年に国立療養所課長に就任、ハンセン病入所者の生活環境改善に取り組みました。その後、厚生大臣官房審議官、公衆衛生局長、医務局長を経て昭和58（1983）年に退官されました。1978（昭和53）年には、アルマアタにて開催されたWHOとUNICEFの会議に政府代表として出席され、「アルマアタ宣言」のイニシアチブ（「すべての人々に健康を」（Health For All：HFA）を高く評価し、さまざまな著作も著されて、日本の国民健康づくり施策にも生かされました。

大谷先生は退官後もハンセン病の患者支援組織である財団法人藤楓協会理事長、高松宮記念ハンセン病資料館館長、国際医療福祉大学学長・総長などを歴任されました。寄付金を募って高松宮記念ハンセン病資料館を開館させたほか、「らい予防法」廃止運動に取り組んで法律の廃止を実現させ、周囲の人たちを驚かせました。大谷先生は、「らい予防法」人権侵害による国家賠償訴訟では原告側証人となって患者勝訴に導きました。1993（平成5）年にWHOから社会医学・公衆衛生分野におけるノーベル賞といわれるレオン・ベルナール賞を授与されました。［2010（平成22）年12月、埼玉県で死去］

「精神保健法」が施行されたのは昭和63（1988）年7月のことでした。私はこの法律の施行にあたったのですが、これに先立って患者2人を死亡させた宇都宮病院事件［昭和58（1983）年］があり、無資格者診療、患者虐待や不法解剖などの数々の違法行為が発覚しました。これを受けて1985（昭和60）年、国連人権委員会のNGOであるICJ（International

Congress of Jurist：国際法律家委員会）らは、日本の精神科医療の法制度および実態について調査を行いました。ＩＣＪの第一次調査報告を受けて、人権委員会は私たちの国の精神科医療福祉の問題点を指摘し批判してその是正を促しました。このことは先述しました。

国際的なこの批判を受けて即座に動いたのが大谷先生だったのです。大谷先生はすでに厚生省を退官されていましたが、閉鎖性・隔離性の高い精神科医療の転換に強い思い入れをもっていました。そして「精神衛生法」改正に力を注ぎ、これが昭和62（１９８７）年の「精神保健法」制定へとつながっていったと考えています。

「大谷藤郎先生は、精神科医療における当事者にも人権支援団体にも研究者にも精神科医にも、とても評判の良い方でした。その人柄、おこない、見識、専門性、影響力などすべてにおいて、だれもが魅了されている。そんな感じを受けました。行政専門官にはめずらしい存在でした。…それはハンセン病療養所入所者の方々も同じでした。」と弁護士の八尋光秀氏はオフィシャルサイトに記しています。

また八尋氏は次のようにも記しています。『私は１９９５年夏はじめてハンセン病問題にかかわりました。秋からハンセン病療養所をまわりました。その先々で大谷藤郎さんの誉れを耳にしました。「らい予防法」によって隔離収容された悲しみとともに語られました。私たちは3年後の１９９８年に「らい予防法」国家賠償訴訟を提起するのですが、その原告の方々も大谷さんを尊敬し信頼している。そう皆さん口をそろえられました。…（大谷さんは）「ステレオタイプ」を嫌い「小役人根性」を唾棄する表現です。官僚といわれる人の著書に「ステレオタイプ」や「小役人根性」を描きだしこれを批判する文章をみつけることはまれです。大谷さんの場合、さらにこの批判をみずからの行いに対してなされるところに特徴があります。担当行政専門官としての自分の行いに対して「ステレオタイプ」であり、「小役人根性」であったと、厳しく反省し悔いを述べます。』

国を相手に裁判を起こすということは、国の違法を証明することが必要であり、それは畢竟担当行政専門官の違法です。大谷先生はハンセン病問題の担当行政官でしたから自らの責任を裁判で問うことを意味しました。小泉純一郎首相の時代です（坂口力厚生労働大臣、近藤純五郎事務次官、篠崎英夫健康局長、麦谷眞里疾病対策課長）。

このように日本のハンセン病問題は解決に向かったわけですが、大谷先生は、精神障がい者の患者さんや難病の人びとなど、社会的経済的に弱い立場にある人のことを社会全体で考えないといけない、社会全体が人権について考え直す必要がある。このままでは平等な社会とはいえない、と常に語っていました。

○**韓相泰氏**（S. T. Han）

先生は1928年生まれ、ソウル国立大学医学部卒業後韓国保健社会入省、医務局長・公衆衛生局長を歴任したあとWHO・WPROのサモア医官に就任されました。私が初めてお会いしたのは保健部長として私の直属の上司のときでした。

マニラ在任中、公私にわたりお世話になりました。公では一日数回、個別にあるいは会議の場で国際公務員としての仕事ぶりや矜持について指導してもらいました。WPROの勤務時間は朝7時から午後3時まででしたが、夕方は韓先生の部屋で仲間の課長達（デイロン衛生教育課長等）とサンミゲルビールを飲みながら談笑する毎日でした。土曜日、日曜日のどちらかはゴルフ場に同行していましたので、マニラ時代もっとも多くの時間を先生と過ごし、ご指導いただきました。韓先生の英語力には多くの日本人ＷＨＯスタッフが感服していました。それは英文法に正確で、かつ表現が単刀直入だからです。われわれはHan Englishとよんでいます。

　また衛生行政官としての豊富な経験を教示していただき帰国後の今でも私の資質になっています。現在はＷＰＲＯ名誉事務局長として、夏はソウル冬はマニラに滞在されています。

○中嶋宏氏

　私が初めて中嶋宏先生とお会いしたのは昭和51（１９７６）年、イギリスから帰国して以前は「連絡参事官室」とよばれていた厚生省国際課（当時）に配属されたときでした。厚生省に国際課が初めて設置されたときです。ある日、西太平洋地域事務局長をされていたフィリピンのデイ事務局（Dr. F. J. Dy）から国際電話があり、私が電話に出たところ、「日本から西太平洋地域事務局長に誰か出馬してほしい」との要請の電話でした。当時はジュネーブでＷＨＯ薬物費用化及びモニタリング担当科学官をされておられた中嶋先生が快諾されて、選挙への出馬が決まりました。そして先生は１９７８（昭和53）年ＷＰＲＯの事務局長に就任されたのですが、その頃私は広島県の公衆衛生課長をしていましたが、厚生省のパイプ役として、中嶋先生のおられるマニラに赴任することになりました。マニラでは、中嶋先生から国際公務員としてのイロハを教えていただきました。

中嶋先生はパリ大学フランス国立健康医学研究所にて博士課程修了後、パリ大学フランス国立健康医学研究所にて研究され、その後、昭和49（１９７４）年ＷＨＯに入職され、薬剤政策管理部門チーフとして、必須医薬品に関する最初の専門家委員会事務局を務め、必須薬品のコンセプト作りに主導的な役割を果たしました。昭和63年には、日本人として初めてＷＨＯ本部事務局長になられて、１９９８（平成10）年に退任（その後、名誉事務局長）されるまでの約10年間、専門は精神薬理学でしたが、世界の健康問題と対峙して、結核におけるＤＯＴＳやポリオ、マラリアの媒介昆虫制御、小児疾患の統合管理、小児期における予防接種グローバルキャンペーンの拡大などがあげられます。また先生は、１９９５（平成７）年にＷＨＯ諮問委員会にてその設立が決定された、ＷＨＯ健康開発総合研究センター（ＷＨＯ神戸センター）の設立にも尽力されました。

ＷＨＯを退任してからは、国際医療福祉大学の国際医療福祉総合研究所所長、東京医科大学難病治療研究センター所長などを務めておられました。中嶋先生は公用語としての英語・フランス語を自由に操り、博覧強記という言葉がぴったりとするような方でした。

私はＷＨＯの執行理事（政府代表）を務めました［２０００（平成12）～２００３（平成15）年、２００５（平成17）～２００８（平成20）年］。ＷＨＯに関しては、２００５年からWHO Health Research 委員も務めさせていただいています。中嶋先生からは、本部に行かれてからもいろいろと薫陶を受けました。平成25年（２０１３年）に亡くなり、中嶋先生のお別れの会で弔辞を読ませていただきましたが、先生は死ぬ間際に「Shinozaki! Shinozaki!」と叫んだことをマーサ夫人から聞かされて、胸が詰まったことを昨日のことのように思い起こします。

○ノーマン・サルトリウス博士

先にも述べましたが、ノーマン・サルトリウス（Norman Sartorius）博士とは、私が昭和53（1978）年にWPROの精神衛生課長として赴任して以来のお付き合いです。サルトリウス博士は当時WHO本部の精神衛生部長でした。当時、博士の主宰する年に一度行われるWHOの6地域の地域事務局の担当官の会議に私が出席したのです。その当時のこの会議の主要なテーマは、世界の国々に精神保健法を創るべし、というものでした。私はまずこの会議を主催している博士の言語能力と博識に驚愕しました。この人の脳はどうなっているのだろうと驚くと同時に、バランス感覚に優れて快活で、それでいて誠実な人柄に、私はすっかり博士の虜になってしまったのでした。

博士はクロアチア語はいうまでもなく、英語、ドイツ語、ロシア語、スペイン語、フランス語を操る人でした。世界の9つ以上の主要大学で教鞭をとられ、研究論文も400を超えるといわれています。また博士は統合失調症、うつ病といった精神医学領域の専門家に止まらず、精神医療供給体制のあり方、社会精神医学の疫学的研究などの第一人者として知られています。また、その活動は精神障がい者への偏見と差別をなくすこと、医療提供における平等の実現、開発途上国の精神医療の充実にまで向けられています。第1章冒頭で掲げた『Promoting mental health: concepts, emerging evidence, practice : report of the World Health Organization, 2005.』でも、主要 adviser の一人として名を連ねておられます。

博士は１９３５年生まれで、１９５８年ユーゴスラビア（現クロアチア共和国）のザグレブ大学医学部を首席で卒業し、１９６５年にイギリスに留学、その後ＷＨＯで25年以上にわたり活動されました（１９６７〜１９９３年）。１９７７年からＷＨＯ精神衛生部長を務めておられたので、当時私が直接指導をいただくことになったわけです。博士はその後、世界精神医学会会長に選出され（１９９３〜１９９９年）、長く会長を務められました。

日本でも最近、サルトリウス博士の本が続けて出版されました。ともに幅広い視野から執筆されており、博士の障がい者の人権擁護意識の強さやスティグマへの深い関心、メンタルヘルスの定義の曖昧さや開発途上国の健康問題解決に横たわる矛盾の指摘など、あらためて感銘を受けました。『世界の人びとに健康を行き渡らせるために』〈Pathways of Medicine〉（日本評論社、２０１４）、『アンチスティグマの精神医学』〈Fighting for Mental Health〉（金剛出版、２０１３）」

現在はジュネーブに拠を置く Association for Improvement of MNH Programmes の会長、世界精神医学会アンチスティグマ委員会の顧問として活躍しています。スティグマに関しては、博士は医療者にも鋭い指摘を行っています。

「障害を引き起こした病気や状況にスティグマが付けられると、諸活動は制限され、障害への補償の可能性はいちじるしく低下する。…精神障害、おそらく他の病気にくらべて、より大きなスティグマ（そしてそれらにつづく差別）を背負っている。（中略）…メンタルヘルス・ケアに所属しない医者は、精神病者、精神科医そして精神病をからかうことに加わるとか、ときには自分が進んでそれをすることがある。（中略）彼らの教育課程では、スティグマを付けることや差別その他の随伴する結果は、あまり重要視されていないことが多い。…」［「世界の人びとに健康を行き渡らせるために」（p.54－57）］

博士は現在も精力的に世界を飛び回り活動を続けておられ、日本にもたびたび訪れておられます。

【引用文献】

［第１章］

1）石原幸夫，篠崎英夫：地域精神医学．＜社会精神医学と精神衛生Ⅱ，現代精神医学大系第23巻Ｂ＞，中山書店，1969.

2）K. ヤスパース，西丸四方・訳：精神病理学原論．みすず書房，1971.

3）飯島衛，宮本忠雄：“意識と人間”，生命の文脈．みすず書房，1986.

4）Promoting mental health：concepts, emerging evidence, practice：report of the World Health Organization, 2005.

5）日本精神科病院協会・編：我々の描く精神医療の将来ビジョン（日精協将来ビジョン戦略会議報告書）．日精協誌，vol.31（別冊），2012.

6）石郷岡純・編：特集・向精神薬総まとめ．日本医事新報，no.4709，2014.

［第２章］

1）呉秀三，鰹田五郎：精神病患者私宅監置ノ実況及ビ其統計的観察．社会福祉法人新樹会，1973.

2）日本公衆衛生協会：我が国の精神保健福祉（精神保健福祉ハンドブック）．平成27年度版，2016.

［第３章］

1）厚生労働省：平成23年患者調査．
http://www.mhlw.go.jp/toukei/saikin/hw/kanja/11

2）内閣府・編：自殺対策白書．平成25年版，2013.
http://www8.cao.go.jp/jisatsutaisaku/whitepaper/w-2013

3）World Health Organization：Preventing Suicide：a global imperative．World Health Organization，2014.

4）World Health Organization，国立精神・神経医療研究センター精神保健研究所自殺予防総合対策センター・翻訳：自殺を予防する：世界の優先課題 Preventing Suicide：a global imperative．World Health Organization，2014.

5）石郷岡純・編：特集・向精神薬総まとめ．日本医事新報，no.4709，2014.

6）World Health Organization：Global status report on alcohol and health－2014ed. World Health Organization，2014.
http://apps.who.int/iris/bitstream/10665/112736/1/9789240692763_eng.pdf

7）猪野亜朗：アルコール健康障害対策基本法の概要と今後の課題．公衆衛生情報，44(6)：６－７，2014.

8）瀧村剛，樋口進：減酒のための保健指導．公衆衛生情報，44(6)：8-9，2014.

［第 4 章］
1）岸川雄介：認知症―なぜこうなるの？どうすればいいの？［認知機能篇］. SEC 出版，2012.
2）阿部崇：脳神経外科医 若井晋12年間の闘病記．g2，vol.12，講談社，2013.
3）斎藤正彦：人口減少・高齢化と今後の精神医療，私はこう考える―認知症をはじめとした老年期精神医学の立場から．日精協誌，33(9)：36–40, 2014.
4）World Health Organization，日本公衆衛生協会・訳：認知症；公衆衛生対策上の優先課題（World Health Organization：Dementia：a public health priority）．World Health Organization，日本公衆衛生協会，2015.
http://www.apps.who.int/iris/bitstream/10665/75263/17/9789241564458_jpn.pdf
［第 5 章］
1）北杜夫：夜と霧の隅で．新潮文庫，1963.
2）加藤正明，石原幸夫，吉川武彦，篠崎英夫，松永宏子：デイ・ケアの実際．牧野出版，1974.
3）G. クロセティ，加藤正明・訳：偏見・スティグマ・精神病．星和書店，1978.
4）P. スピッカー，西尾祐吾・訳：スティグマと社会福祉．誠信書房，1987.
5）大谷藤郎：現代のスティグマ；ハンセン病・精神病・エイズ・難病の艱難．勁草書房，1993.
［第 6 章］
1）大谷藤郎：21世紀健康への展望．メヂカルフレンド社，1980.
2）B. Cooper, H.G. Morgan，加藤正明，石原幸夫，篠崎英夫・訳：疫学精神医学．星和書店，1981.
3）大谷藤郎・監訳：プライマリ・ヘルス・ケアの行動指針―WHO の健康戦略．メヂカルフレンド社，1983.
4）厚生省保健医療局精神保健課・監修：我が国の精神保健（昭和63年度版）．厚生出版，1989.
5）American Psychiatric Association，日本精神神経学会・監修：DSM–5精神疾患の診断・統計マニュアル．医学書院，2014.

【参考文献】

1）三浦岱栄：現代精神医学．文光堂，1961.
2）笠信太郎：花見酒の経済．朝日新聞社，1962.
3）大宅壮一，他：世界の旅．中央公論社，1962.
4）R. デュボス，田多井吉之介・訳：健康という幻想．紀伊國屋書店，1964.
5）Bellak, L：Handbook of Community Psychiatry. Grune & Stratton, New York, 1964.
6）近藤宗一・監：芹香院（ある精神病院のプロフィール）．メヂカルフレンド新社，1965.
7）北杜夫：どくとるマンボウ航海記 . 新潮文庫，1965.
8）大谷藤郎：地域精神衛生活動指針．医学書院，1966.
9）金光正次，他：疫学とその応用．南山堂，1966.
10）日本公衆衛生協会・編：公衆衛生の発達．日本公衆衛生協会，1967.
11）武見太郎：武見太郎回想録．日本経済新聞社，1968.
12）時実利彦：目で見る脳．東京大学出版会，1969.
13）島崎敏樹，他：精神分裂病．医学書院，1969.
14）清岡卓行：アカシアの大連．講談社，1970.
15）山本俊一：疫学　総論　各論．文光堂，1970.
16）K. ヤスパース，西丸四方・訳：精神病理学原論．みすず書房，1971.
17）加藤正明・監，目黒克己，鈴木淳・著：各国の精神衛生．牧野出版，1971.
18）土居健郎：「甘え」の構造．弘文堂，1971.
19）江副勉，他：精神科リハビリテーション．医歯薬出版，1971.
20）呉博士伝記編纂会：呉秀三小傳．社会福祉法人新樹会，1973.
21）門脇眞枝：狐憑病新論．社会福祉法人新樹会，1973.
22）ヘンリー・モーズレイ，神戸文哉・訳：精神病約説．社会福祉法人新樹会，1973.
23）呉秀三，樫田五郎：精神病者私宅監置ノ実況及ビ其統計的観察．社会福祉法人新樹会，1973.
24）呉秀三：精神病学集要．社会福祉法人新樹会，1973.
25）厚生省保険局・監：医療保険半世紀の記録．社会保険法規研究会，1974.
26）加藤正明，石原幸夫，吉川武彦，篠崎英夫，松永宏子：デイ・ケアの実際．牧野出版，1974.
27）石原幸夫：都市における精神衛生－過密都市の諸問題［特集 / 都市と精神

の問題〕．横浜市調査季報41号，1974．
28）多田羅浩三：英国NHS機構改革に関する史的一考察(1)〜(9)．日本醫事新報，1974．
29）Brian Cooper & H.G. Morgan：Epidemiological Psychiatry．CHARLES C THOMAS, USA，1975．
30）フィリップ・セルビー，若松栄一・監：医療の未来像．メヂカルフレンド社，1976．
31）Leland E. Hinsie, Robert J. Campbell：Psychiatric Dictionary fourth edition. Oxford University Press，1976．
32）多田羅浩三：『ロンドン王立内科医学会』成立試論(1)〜(5)．日本醫事新報，1976．
33）WHO，篠崎英夫・訳：健康情報システムにおける登録制度（The Current and Future Use of Registers in Health Information Systems, WHO Offset Publication No.8）．日本公衆衛生協会，1977．
34）R.デュボス，田多井吉之介・訳：健康という幻想（新装版）．紀伊國屋書店，1977．
35）グスタフ・フォス：日本の父へ．新潮社，1977．
36）多田羅浩三：英国近代医療サービス体制─確立過程に関する史的考察(1)〜(5)．日本醫事新報，1978．
37）多田羅浩三：医療並びに関連サービスの将来計画に関する中間報告（いわゆるドーソン報告）1920全訳(1)(2)．医学史研究，51：42-50，1978，52：48-52，1979．
38）大谷藤郎：21世紀健康への展望．メヂカルフレンド社，1980．
39）石原幸夫，篠崎英夫：地域精神医学［現代精神医学大系23B］．中山書店，1980．
40）Brian Cooper & H.G. Morgan，加藤正明，石原幸夫，篠崎英夫・訳：疫学精神医学（社会精神医学叢書③）．星和書店，1981．
41）大谷藤郎，青山英康，河内卓：高齢化社会への対応─みんなで考える成人病予防［ヤクルト健康シリーズ］．ヤクルト本社，1981．
42）大谷藤郎：一樹の蔭．日本医事新報社，1982．
43）篠崎英夫：西太平洋地域諸国の精神医療－心と社会（特集・国際化時代）．日本精神衛生会，1983．
44）大谷藤郎・監訳：プライマリ・ヘルス・ケアの行動指針─WHOの健康戦略．メヂカルフレンド社，1983．
45）阿部克己，他・編：続公衆衛生の発達．日本公衆衛生協会，1983．

46）聖成稔：創立100周年記念 資料．日本公衆衛生協会，1983.
47）大谷藤郎：叫び出づる者なし．日本医事新報社，1984.
48）John P. geyman，紀伊國献三，北井暁子，濃沼信夫，松谷有希雄，芝池伸彰，矢野博・訳：世界の家庭医．日本医事新報社，1986.
49）石原幸夫：神奈川県立精神衛生センター1965－1985．神奈川県精神衛生センター，1986.
50）篠崎英夫，西山正徳：水俣病対策の新たな展開に向けて．公衆衛生 50：754-769，1986.
51）米本昌平：先端医療革命．中公新書，1988.
52）厚生省保健医療局精神保健課・編：我が国の精神保健．厚生出版，1988.
53）グレゴリー・クラーク：誤解される日本人．講談社，1990.
54）篠崎英夫，曽根啓一，近藤俊之：高齢者の精神保健―21世紀に向けての“老人性痴呆対策”．公衆衛生，54(6)：364–369，1990.
55）大谷藤郎，橋本正己：公衆衛生の軌跡とベクトル．医学書院，1990.
56）丹羽雄哉：美しく老いるために．コープ出版，1991.
57）篠崎英夫，野山暉男，藤井充，木下賢志，加田明，田村峰夫，平田強・共編：21世紀の我が国の救急医療―救急救命士制度の創設と救急医療体制．第一法規出版，1991.
58）諸橋芳夫：医を拓く．医療文化社，1991.
59）大谷藤郎：現代のスティグマ；ハンセン病・精神病・エイズ・難病の艱難．勁草書房，1993.
60）大谷藤郎，河野裕明・編：我が国のアルコール関連問題の現状―アルコール白書．厚生出版，1993.
61）大谷藤郎：ハンセン病・資料館・小笠原登．藤楓協会，1993.
62）杉村隆：がんよ驕るなかれ．日経サイエンス社，1994.
63）ヴィクトール・E. フランクル：死と愛．みすず書房，1994.
64）カレル・ヴァン・ウォルフレン，篠崎勝・訳：人間を幸福にしない日本というシステム．毎日新聞社，1994.
65）後藤田正晴：政と官．講談社，1994.
66）常松克安：助かるはずの生命には明日が待てない．龍門出版，1995.
67）大谷藤郎：社会医学・公衆衛生・統計論編［大谷藤郎著作集第1巻］．フランスベッド・メディカルホームケア研究・助成財団，1995.
68）大谷藤郎：プライマリ・ヘルスケア編［大谷藤郎著作集第2巻］．フランスベッド・メディカルホームケア研究・助成財団，1995.
69）桜井靖久：未来医療の構図―日本医療企画．毎日新聞社，1995.

70）諸橋芳夫：日月無私照．全国自治体病院協議会，1995.
71）菅直人：日本大転換．光文社，1996.
72）大谷藤郎：らい予防法廃止の歴史―愛は打ち克ち城壁崩れ陥ちぬ．勁草書房，1996.
73）吉松和哉，小泉典章，川野雅資・編：精神看護学Ⅰ（精神保健学第５版）．ヌーヴェルヒロカワ，1997.
74）日本精神医学ソーシャル・ワーカー協会・編：わが国の精神保健福祉の展望―精神保健福祉士の誕生をめぐって．へるす出版，1998.
75）黒岩祐治：人間はテレビよりスクープだ．三五館，1998.
76）岩渕勝好：超少子高齢社会と介護保険．中央法規，1999.
77）松浦十四郎・編：世界の公衆衛生体系．日本公衆衛生協会，1999.
78）ハロルド・I. カプラン，他：カプラン臨床精神医学ハンドブック―DSM-Ⅳ診断基準による診療の手引．メディカル・サイエンス・インターナショナル，1999.
79）坪井栄孝：我が医療革命論．東洋経済新報社，2001.
80）大塚義治：遊歩入夢．弓立社，2001.
81）堂本暁子：無党派革命―千葉が変われば日本が変わる．築地書館，2001.
82）鈴木英鷹：精神保健学．清風堂書店，2001.
83）WHO：World Health Report 2000．WHO，2001.
84）大谷藤郎：人間を考える―大谷藤郎講義録．国際医療福祉大学出版会，2001.
85）全国ハンセン病療養所入所者協議会：復権への日月．光陽出版，2001.
86）坂口力：タケノコ医者．光文社，2001.
87）佐藤秀峰：ブラックジャックによろしく．第１巻～第13巻，モーニングKC，2001-2006.
88）今井澄：理想の医療を語れますか．東洋経済新報社，2002.
89）垣添忠生：空と水の間に．朝日新聞社，2003.
90）日野原重明：医のこころ，患者のこころ，看護のこころ．医療タイムス社，2003.
91）鴨田忠彦，近藤建文：ヘルスリサーチの新展開―保健・医療の質と効率の向上を求めて．東洋経済新報社，2003.
92）岡崎ひろし政策研究会・編：行く径に由らず．神奈川新聞社，2003.
93）浅井邦彦：脳と心の調和に向かって―新しい精神医療と福祉．哲学書房，2003.
94）日米共同刊行委員会：TABACCO FREE JAPAN. 2003.

95）川渕孝一：進化する病院マネジメント．医学書院，2004.
96）坪井栄孝：変革の時代の医師会とともに．春秋社，2004.
97）浅井邦彦：スティグマと差別を越えて―脱施設化と地域ケア．哲学書房，2004.
98）石原幸夫：学会の10年を振り返る．電話相談学研究，vol.15，2005.
99）精神保健福祉士養成セミナー編集委員会・編：精神保健学（精神保健福祉士養成セミナー第2巻）．へるす出版，2005.
100）大谷藤郎：医の倫理と人権―共に生きる社会へ．医療文化社，2005.
101）清水真人：官邸主導 小泉純一郎の革命．日本経済新聞社，2005. 12.
102）黒岩祐治：消防官だからできること．リヨン社，2005.
103）ビル・エモット，吉田利子・訳：日はまた昇る．草思社，2006.
104）Omi S.：Overview SARS. WHO, 2006.
105）日本精神保健福祉士協会・編：障害者自立支援法．へるす出版，2006.
106）麻生泰：明るい病院改革．日本経済新聞出版，2007.
107）大谷藤郎・監：総説現代ハンセン病医学．東海大学出版会，2007.
108）相澤宏邦，浅野弘毅，斎藤秀光，白澤英勝：新版精神保健第２版．医学出版社，2007.
109）多田羅浩三，河原和夫，篠崎英夫：国際共生に向けた健康への挑戦．放送大学教育振興会，2008.
110）大熊輝雄：現代精神医学［改訂第11版］．金原出版，2008.
111）ウィリアム・C・コッケルハム，中野進・監：高齢化社会をどうとらえるか．ミネルヴァ書房，2008.
112）松久保章・編：臨床に必要な精神保健学（福祉臨床シリーズ20）．弘文堂，2008.
113）家森幸男：脳と心で楽しむ食生活．生活人新書．2008.
114）谷野亮爾：かたるしす，和敬会だより100号記念．和敬会，2008.
115）レジナ・E・ヘルツリンガー，岡部陽二・監訳：米国医療崩壊の構図―ジャック・モーガンを殺したのは誰か？　一灯会，2009.
116）柏木昭，荒田寛，佐々木敏明・編：これからの精神保健福祉―精神保健福祉士ガイドブック［第4版］．へるす出版，2009.
117）日本公衆衛生協会：衛生行政大要．第23版，2009.
118）Kaplan & Sadocks：Comprehensive Textbook of Psychiatry vol 1&2，9th edition. Lippincott Williams & Wilkins, USA, 2009.
119）神奈川県立保健福祉大学：教育研究活動報告書（平成21年度）．2010.
120）WHO：Research and the World Health Organization.　2010.

121）北川定謙，他：日本公衆衛生協会のあゆみ．日本公衆衛生協会，2010.
122）Manfred Bleuler：Lehrbuch der Psychiatric．Springer-Verlag, Berlin, Heidelberg, New York，2011.
123）厚生労働省・編：我が国の精神保健福祉―精神保健福祉ハンドブック（平成23年度版）．太陽美術出版部，2011.
124）朝田隆：認知症診療の実践テクニック．医学書院，2011.
125）多田羅浩三：現代公衆衛生の思想的基盤．日本公衆衛生協会，2011.
126）竹中平蔵，船橋洋一：日本大災害の教訓．東洋経済新報社，2011.
127）The Lancet 日本特集号：国民皆保険達成から50年（Special Series on Japan）．日本国際交流センター，2011.
128）坂井建雄：脳の事典．成美堂出版，2011.
129）樋口輝彦，市川宏伸，他・編：今日の精神疾患治療指針．医学書院，2012.
130）松久保章，坂野憲司，舟木敏子・編：精神保健の課題と支援（精神保健福祉士シリーズ２）．弘文堂，2012.
131）日本精神科病院協会・編：我々の描く精神医療の将来ビジョン（日精協将来ビジョン戦略会議報告書）．日精協誌，vol.31（別冊），2012.
132）坂田憲二郎・監：精神障がい者のための就労支援．へるす出版，2012.
133）日本精神保健福祉士養成校協会・編：精神保健の課題と支援（新・精神保健福祉士養成講座）．中央法規出版，2012.
134）中村純・編：抗精神病薬．医学書院，2012.
135）精神保健福祉士・社会福祉士養成基礎セミナー編集委員会・編：精神保健福祉士・社会福祉士養成基礎セミナー(全11巻)．へるす出版，2012.
136）鈴木英鷹：精神保健学．清風堂書店，2012.
137）松久保章，坂野憲司，舟木敏子，他・責任編集：精神保健の課題と支援(精神保健福祉士シリーズ２)．弘文堂，2012.
138）平沢保治：苦しみは歓びをつくる―平沢保治対話集．かもがわ出版，2013.
139）佐柳進：健康応援病院―こんな病院があってよい．社会保険研究所，2013.
140）荒田寛，他・編：PSW 実習ハンドブック．へるす出版，2013.
141）ノーマン・サルトリウス，日本若手精神医の会：アンチスティグマの精神医学―メンタルヘルスへの挑戦．金剛出版，2013.
142）宇田英典：地域包括ケアと保健所医師．公衆衛生，78(5)，2014.
143）ノーマン・サルトリウス，融祐子・訳：世界の人びとに健康を行き渡らせるために．日本評論社，2014.
144）精神保健福祉士養成セミナー編集委員会・編：改訂新版精神保健福祉士養成セミナー(全８巻)．へるす出版，2014.
145）World Health Organization：Preventing Suicide：a global imperative. World Health Organization, 2014.
146）World Health Organization：Global status report on alcohol and health－2014ed. World Health Organization, 2014.
147）Okamoto E：Public Health of Japan. Japan Public Health Association, 2015.
148）佐々木隆一郎：飯田保健所備忘録．社会保険研究所，2015.
149）樋口輝彦：うつ病への疑問に答える．日本評論社，2016.
150）宇田英典：地域保健法成立後20年の保健所の推移と課題．公衆衛生 50(1), 2016.
151）平沢保治：苦しみは歓びをつくる―ハンセン病と共に74年の人生．好善社，2016.

【著者執筆論文】（共著含む）

1）石原幸夫，篠崎英夫，渡辺真，稲本誠一：過密地域における精神障害者在院人口の動態．精神医学，14(12)：1076-1085，1972.

2）篠崎英夫：精神障害者の死亡に関する記述疫学的研究．日本公衆衛生雑誌，19(12)：645-656，1972.

3）篠崎英夫：マサチューセッツ精神衛生センター．公衆衛生，37(1)：52-53，1973.

4）篠崎英夫：英国の医療―Reorganizationを中心に，その歴史と現状．公衆衛生情報，5(7)：1-6，1975.

5）篠崎英夫：WHO西太平洋地域委員会に出席して．公衆衛生情報，10：38-39，1976.

6）H. Shinozaki：An Epidemiological Study of the Deaths of Psychiatric Inpatients. Comprehensive Psychiatry, 17：425-436, 1976, USA.

7）石原幸夫，篠崎英夫：地域精神医学．現代精神医学大系，中山書店，1976.

8）篠崎英夫：プライマリー(ヘルス）ケア推進におけるWHOの動向．公衆衛生，41(4)：233-241，1977.

9）篠崎英夫，岡本幹雄，南典昭，国川真基裕：広島県生口島に発生した泉熱集団感染事例について．日本醫事新報，2800：27-32，1977.

10）石原幸夫，篠崎英夫，渡辺真，稲本誠一：過密地域における精神障害者在院人口の動態．神奈川精神衛生研究，第2号，第3号，p.22～31，1978.

11）篠崎英夫：社会精神医学と疫学．社会精神医学，2(1)：245-252，1979.

12）H. Shinozaki：Report on A Field Visit to The Republic of Korea. WHO，(WP) MNH/M4/80/1，1979.

13）H. Shinozaki：Notes on A Filed Visit to Fiji. WHO，(WP) M4/80/1，1979.

14）H. Shinozaki：Notes on A Filed Visit to Solomon Islands. WHO，(WP) M4/80/1，1979.

15）篠崎英夫：WHOのアルコール中毒対策．病院，39(9)：815-818，1980.

16）H. Shinozaki：Notes on A Field Visit to Malaysia. WHO，(WP) MNH/M4/80/1，1980.

17）H. Shinozaki：WHO Regional Office for The Western Pacific Activities on Alcohol-Related Problems：Past and Future Trends. WHO，WPR/WG/MHN/80.2，1980.

18）H. Shinozaki：Development of The Regional Mental Health Program. WHO,

WPR/RC31/25, 1980.
19) H. Shinozaki：Report on A Filed Visit to Singapore. WHO, (WP) MNH/M4/80/1, 1980.
20) 篠崎英夫：WHO 西太平洋地域 アルコール関連問題対策会議を終えて 予防の方針の確立を．週刊医学界新聞，no.1411, 1980.
21) H. Shinozaki：WHO Regional Office for The Western Pacific Activities on Drug Dependence and Alcohol-Related Problems：Past and Future Trends. Bulletin of Neuroinformation Labolatory,Nagasaki University,8：139-145,1981.
22) 篠崎英夫：精神衛生への期待と批判―地域保健の立場から．公衆衛生，45(12)：922-926, 1981.
23) 篠崎英夫：WHO の西太平洋地域における精神衛生活動．精神医学，23(11)：1171-1175, 1981.
24) 篠崎英夫：海外で医療をうけるとき．海外療養と健康保険，社会保険庁監修，1981.
25) 篠崎英夫：WHO の活動と日本人の役割．公衆衛生，45(1)：51-53, 1981.
26) 篠崎英夫：WHO の精神衛生研究活動．精神医学，23(2)：110-122, 1981.
27) 加藤正明，石原幸夫，篠崎英夫：疫学精神医学．星和書店，1981.
28) 篠崎英夫：英国とフィリピン．OS, vol.1, 1982.
29) 篠崎英夫：西太平洋地域諸国の精神医療（特集・国際化時代）．心と社会，no.37, 1983.
30) 篠崎英夫，濃沼信夫：公衆衛生施設―管理上の問題点とその対策（連載）．公衆衛生情報，14(2)～14(5), 1984.
31) 篠崎英夫：水俣病をめぐる諸問題―30年目をむかえて．公衆衛生情報，16(5)：4-9, 1986.
32) 篠崎英夫：日本人はフェアではない？　世界と人口，no.163, 1987.
33) 篠崎英夫：WHO 事務総長への夢かなう（連載エッセー）．月刊ばんぶう（2月号 - 8月号），1988.
34) 篠崎英夫，大井秀夫，小林浩三：公衆衛生と防災活動（特集・公衆衛生と危機管理）．公衆衛生，52(2)：76-81, 1988.
35) 篠崎英夫：地域開発と長寿社会（特集・長寿社会と公衆衛生）．公衆衛生，52(12)：807-811, 1988.
36) 篠崎英夫：大英帝国．静岡県職員時報，no.153, 1988.
37) 篠崎英夫，曽根啓一，渡辺登：精神保健法の趣旨（特集・精神保健法のすべて―施行1年を顧みて）．臨床精神医学，18(6)：739-742, 1989.
38) 篠崎英夫：精神保健指定医および優生保護法における指定医について（特

集・認定医，専門医はどうなる）．医療'89，5(6)：34-35，1989.
39）篠崎英夫，監：我が国の精神保健．厚生出版，1989.
40）篠崎英夫，編：精神保健法詳解．中央法規．1990.
41）篠崎英夫，曽根啓一，近藤俊之：高齢者の精神保健（特集・痴呆性老人の地域ケア）．公衆衛生，54(6)：364-369，1990.
42）篠崎英夫：優生保護法をめぐる最近の話題から．日本医師会雑誌，104(2)：180，1990.
43）篠崎英夫：我が国のこれからの医療について．消化器集団検診，no.92，1991.
44）丸山晋，山口裕子，加藤正明，篠崎英夫，廣瀬省：精神保健サービスにおける変化の指標．精神保健研究，no.1（通巻37号），1991.
45）篠崎英夫：医療保険の動向と今後の課題．日本医師会雑誌，109(6)，1993.
46）篠崎英夫：岐路に立つ病院給食（特集・病院栄養業務の質の向上を目指して）．病院，53(2)：114-116，1994.
47）篠崎英夫：基準看護制度の見直しと規制緩和（特集・揺れる基準看護）．病院，53(4)：315-317，1994.
48）篠崎英夫：診療報酬改訂について（特別講演）．日本病院会雑誌，41(6)：803-812，1994.
49）篠崎英夫：平成6年保険点数改定について．日本臨床皮膚科医学会雑誌，vol.44，1995.
50）篠崎英夫：長寿社会と厚生行政のとりくみ．日本東洋医学雑誌，46(4)：519-524 1996.
51）篠崎英夫：精神病院を考える 行政的見地から．こころの科学 79，日本評論社，1998.
52）篠崎英夫：医政の原点（連載）．看護展望，vol.27 no.1-12, 2002, vol.28 no.1-12, 2003, vol.29 no.1-12, 2004.
53）篠崎英夫：新医師臨床研修制度について．日本医師会雑誌，130(12)：1718-1723，2003.
54）篠崎英夫：健康日本21の実践．大津医学生会誌，no.29，2004.
55）篠崎英夫：ダイエットに成功．週刊社会保障，no.2297，2004.
56）篠崎英夫：李WHO事務局長が語る，公衆衛生のビジョン．公衆衛生，68(9)，2004.
57）篠崎英夫：New Public Health の時代を迎えて．medical forum CHUGAI，10(6)，2006.
58）篠崎英夫：新臨床研修制度の課題．日本医師会雑誌，135(3)：580-583，

2006.
59）篠崎英夫，遠藤弘良，川南勝彦：医師臨床研修と専門医研修について 行政の立場から．日本精神神経病院協会雑誌，25(6)，2006.
60）篠崎英夫：医療制度改革の中での取り組みが必要な勤務医不足問題（特集・医療危機への打開策を提言する）．新医療，11：142-144，2007.
61）篠崎英夫，石川雅彦，遠藤弘良，林謙治：臨床研修の到達目標に関する研究．医学教育，39(1) 19-27，2007.
62）篠崎英夫，福井次矢，他：新臨床研修制度の影響　臨床研修の現状：大学病院 研修病院アンケート調査結果．日本内科学会雑誌，96(12)，2007.
63）篠崎英夫，遠藤弘良：IANPHI（世界国立公衆衛生機関協会）．公衆衛生，72(5)：384-386，2008.
64）山中昭栄，務台俊介，関　健，篠崎英夫：医療と国防は国の礎．SEC 出版，2012.
65）篠崎英夫：中嶋宏先生を偲ぶ．公衆衛生情報，2013.

【著者関係の掲載記事等一覧】（1974年～2016年）

	タイトル / 内容等	年・月	掲載紙誌
1	夏の疾病と予防（公衆衛生局企画課技官）	1974. 7 .10	国保新聞
2	海外紹介　英国の医療 Reorganization を中心に，その歴史と現状（厚生省地域保健課補佐）	1975. 7	公衆衛生情報 vol. 5
3	英国と禁煙	1976. 1	日本医事新報 no.2701
4	海外紹介　WHO 西太平洋地域委員会に出席して　（国際課補佐）	1976.11	公衆衛生情報 vol. 6
5	ミドリガメのサルモネラ菌やっぱりうようよ（広島県公衆衛生課長）	1977. 6 .23	朝日新聞（広島版）
6	投稿・厚生技官への道	1977.12	三四会医学部新聞 no.330
7	健康づくり（広島県公衆衛生課長）	1978. 1	厚生福祉
8	広島県保健医療基本計画の策定を終わって	1978. 8	厚生
9	アルコール関連問題対策会議を終えて（WHO 西太平洋地域事務局精神衛生課長）	1980. 8	週刊医学界新聞
10	海外の医療 WHO のアルコール中毒対策	1980. 9	病院 vol.39 no. 9
11	新たにスタートした「国民健康作り計画モデル事業」のねらい（公衆衛生局地域保健課補佐）	1982. 2	厚生
12	国民健康づくり計画モデル事業（地域保健課補佐）	1982.12	公衆衛生情報 vol.12 no.12
13	日本一の健康県（静岡県衛生部長）	1987. 1 .21	厚生福祉

	タイトル / 内容等	年・月	掲載紙誌
14	健康県なお推進，部局長インタビュー	1988. 2 .21	静岡新聞
15	医療圏，年度内に設定（静岡県衛生部長）	1988.10.14	静岡新聞
16	クローズアップ　保健医療局精神保健課長	1988.11.21	週刊保健衛生ニュース no.456
17	厚生省50年史を読んで (座談会) (静岡県衛生部長)	1988.11	厚生
18	地域精神保健活動の展開　保健・医療・福祉の連携をめぐって（厚生省精神保健課長）	1988.11	精神保健全国大会 第37回
19	精神保健課長就任挨拶	1988.12	日精協誌 vol. 7　no.12
20	保健医療局精神保健課長に就任して	1988.12	三四会医学部新聞 no.450
21	新年ご挨拶　(精神保健課長)	1989. 1	日精協誌 vol. 8　no. 1
22	新春随想「適正飲酒」(精神保健課長)	1989. 1	社会保険旬報 no.1638
23	長寿社会の精神保健対策	1989. 6	静岡県健康長寿フォーラム (記録集)
24	第17回日精協精神医学会　シンポジウム　法改正と世界の精神医療（精神保健課長）	1989. 6	日精協誌 vol. 8　no. 6
25	2週間縮め満22週未満に（妊娠中絶できる時期）（精神保健課長）	1989. 7 .28	朝日新聞 夕刊
26	精神医療の将来を展望して	1989. 9	広島医師会報1338
27	人工妊娠中絶論争	1990. 6	朝日ジャーナル
28	優生保護法をめぐる最近の課題から（精神保健課長）	1990. 7	日本医師会雑誌 vol.104 no. 2
29	座談会　WHO（慢性精神疾患について）報告（精神保健課長）	1990. 7	日精協誌 vol. 9　no. 7

	タイトル / 内容等	年・月	掲載紙誌
30	救命救急センターの半分にドクターカー広がる（指導課長）	1990.11	全日病ニュース
31	特集・救急医療の現状と展望・座談会	1990.12	公衆衛生情報 vol.20 no.12
32	理想の医業経営者像（日本医科大学教授）（岩崎栄氏との対談）	1991. 2	月刊マーク 2 vol. 2 no. 1
33	救急救命士の役割大（指導課長インタビュー）	1991. 4	シルバー新報
34	救急現場・搬送途上の医療の確保のために	1991. 4	日本救急医学会雑誌 vol. 2 no. 2
35	救急救命士法施行を巡って（座談会）	1991. 6	日本医事新報 no.3507
36	救急救命士の業務範囲（座談会）	1991. 6	医療 '91 vol.7 no. 6
37	良質の医療を効果的に提供するシステムづくり（鼎談）	1991. 6	病院 vol.50 no. 6
38	21世紀の救急医療の充実に向けて	1991. 6	病院 vol.50 no. 6
39	国立精神療養所が担う政策医療について（国立療養所課長）	1992.10	全国自治体病院協議会雑誌
40	医療保険の動向と今後の課題（医療課長）	1992.12	日医ニュース751
41	医療供給・医療保険の動向と課題（医療課長）	1992.12	社会保険旬報 no.1784
42	医学中央雑誌刊行会創設100周年によせて（医療課長）	1993. 3	医学中央雑誌刊行会
43	医療保険の動向と今後の課題	1993. 3	日本医師会雑誌 vol.109 no. 6
44	外来のあり方を問う（座談会・大病院志向の流れは変えられるか）	1993. 4	病院 vol.52 no. 4

	タイトル / 内容等	年・月	掲載紙誌
45	MRSA 感染への行政の対応	1993.11	日本病院協会雑誌 vol.40 no.11
46	診療報酬4.8％上げで決着（医療課長）	1994.2.9	毎日新聞
47	21世紀の医療を目指し新診療報酬体系を構築	1994.4	社会保険旬報 no.1834
48	平成6年保険点数改定について	1994.5	日本臨床皮膚科医学会雑誌
49	医療費改定の基本方針と主要なポイント　医業経営コンサルタントの対応の仕方をきく	1994.6	月刊マーク vol.5 no.6
50	新看護体系を創設して病院の体系化を促進（厚生科学課長 前医療課長）	1994.8	社会保険旬報 no.1845
51	精神医療懇談会と行政のかかわり（厚生科学課課長）	1994.9	精神医療懇談会記念誌 この10年・精神保健の一軌跡
52	長寿社会と厚生行政の取組み	1994.11	日本東洋医学雑誌 vol.46 no.4
53	診療報酬10月改訂に向けて・付添看護・介護問題・在宅医療・入院時食事療養費（座談会）	1994.11	日医ニュース785
54	付属研究機関の見直しと統合で機能強化（厚生科学課長）	1995.4	時評
55	精神病治療と医療制度ソフトウェアーに期待（厚生科学課長）	1995.6	ヒューマンサイエンス
56	21世紀に向けた厚生科学研究の振興（厚生科学課長）	1995.6	大阪医薬品協会
57	パネルディスカッション　遺伝子診療 今後のあり方を探る	1995.6	遺伝子診療 '95

	タイトル / 内容等	年・月	掲載紙誌
58	21世紀の情報社会と厚生行政 －厚生行政は「メディテーメント」で－ 対談（厚生科学課長）	1995.11	厚生
59	遺伝子治療臨床研究に対する厚生省の取り組みについて（厚生科学課長）	1995.12	メディカル・クオール no.13
60	21世紀の長寿社会に行政が果たす役割（インタビュー）（厚生科学課長）	1996. 2	老年医学 vol.34 no. 4
61	厚生省大臣官房に障害保健福祉部・新事務次官に岡光氏，篠崎部長	1996. 4	福祉新聞 vol.1832
62	インタビュー・初代部長に聞く（大臣官房障害保健福祉部長）	1996. 7	福祉新聞 vol.1834
63	厚生省大臣官房に障害保健福祉部創設 初代部長に篠崎氏	1996. 7	福祉新聞 vol.1832
64	半歩でも一歩でも障害者社会参加推進	1996. 7	福祉新聞 vol.1834
65	クローズアップ　障害保健福祉部長	1996. 8	週刊保健衛生ニュース no.858
66	障碍者プランと国の立場－篠崎英夫障害保健福祉部長に聞く（インタビュー）	1996. 9	公衆衛生 vol.61 no. 6
67	試験研究機関の一方的な再編と断固たたかう（厚生科学課長）	1996.10	全厚生職員労働組合（全厚生50年の軌跡）
68	第25回日精協精神医学会　基調講演（厚生省大臣官房障害保健福祉部長）	1997. 5	日精協誌 vol.16 no. 5
69	年頭所感（障害保健福祉部長）	1997. 6	愛護ニュース278
70	インタビュー 障害者プランと国の立場	1997. 6	公衆衛生 vol.61 no. 6

	タイトル / 内容等	年・月	掲載紙誌
71	インタビュー精神保健福祉士の国家資格化について　篠崎英夫厚生省大臣官房障害保健福祉部長に聞く	1997. 8	医療 '97 vol.13 no. 8
72	新春座談会 21世紀の精神医療福祉に向けて（厚生省大臣官房障害保健福祉部長）	1998. 1	日精協誌 vol.17 no. 1
73	平成12年度厚生省概算要求の概要について　（保健医療局長）	1999.10	月刊保健センター
74	健康寿命を保ち，元気な社会を築くために 生活習慣病	1999.12.19	産経新聞
75	健康日本21計画を一大国民運動に	2000. 1	厚生サロン30- 1
76	対談 WHO 西太平洋地域事務局長尾身茂氏21世紀の保険医療対策について	2000. 1	週刊保健衛生ニュース no.1036
77	電子カルテの導入で質の高い効率的な医療を	2000. 1	厚生サロン
78	2000年の公衆衛生を語る　対談　北川定謙　埼玉県立大学学長	2000. 1	公衆衛生情報 vol.30 no. 1
79	年頭のご挨拶（厚生省保健医療局長）	2000. 1	公衆衛生情報 vol.30 no. 1
80	新春対談　二十一世紀の保健医療対策について－日本と世界・アジアの諸課題－(保健医療局長)	2000. 1	週刊保健衛生ニュース no.1036
81	年頭所感　（保健医療局長）	2000. 1	週刊保健衛生ニュース no.1037
82	「喫煙率半減」厚生省目標に業界反発（保健医療局長）	2000. 1 .28	読売新聞
83	「喫煙率半減」国が目標値（保健医療局長）	2000. 2 . 1	朝日新聞

	タイトル / 内容等	年・月	掲載紙誌
84	たばこで策定難航（保健医療局長）	2000. 2 . 6	毎日新聞
85	座談会　協会創設の経緯と将来展望について	2000. 6	創立10周年（記念誌）日本医業経営コンサルタント協会
86	WHO での日本の指導力発揮へ（保健医療局長）	2000. 7 . 9	産経新聞
87	英国人と趣味	2000. 8 . 5	日本医事新報 no.3780
88	被爆地域拡大に前向き（保健医療局長）	2000. 8 . 9	長崎新聞
89	協会創立40周年によせて　精神保健福祉協会創立40周年記念誌（保健医療局長）	2000.11	神奈川県精神保健福祉協会
90	21世紀における国民健康づくり運動（保健医療局長）	2000.11	高齢社会に於ける医療資源の有効利用とその医療に関する国際シンポジウム
91	健康日本21（保健医療局長）	2000.11	医療研修財団設立五周年記念
92	新「霞が関」固まる（健康局長）	2000.12.27	朝日新聞
93	創刊100号にあたって / 健康局長	2001. 1	飛翔100
94	年頭所感（厚生労働省健康局長）	2001. 1	生衛ジャーナル
95	インタビュー：ポリオ根絶に向けた日本の国際貢献（厚労省保健医療局長）	2001. 1	公衆衛生情報 vol.31 no. 1
96	年頭所感　（健康局長）	2001. 1	週刊保健衛生ニュース no.1089
97	意識改革が求められる時代（健康局長）	2001. 3	ビルと環境 no.92
98	全療協　訴訟断念申し入れ　（健康局長）	2001. 5 .18	朝日新聞夕刊

	タイトル／内容等	年・月	掲載紙誌
99	ハンセン病訴訟控訴断念（健康局長）	2001. 5 .23	坂口厚生労働大臣臨時記者会見概要（朝日新聞）
100	坂口厚生労働大臣臨時記者会見概要	2001. 5 .23	http://www.mhlw.go.jp/kaiken/daijin/015/k0523.html
101	月例セミナー講演録 第93回「健康日本21」	2001. 6	振興会通信 vol.51
102	検証　ハンセン病訴訟控訴断念（健康局長）	2001. 6 .13	毎日新聞
103	厚生労働省医政局長に就任して	2001. 8	三四会医学部新聞 no.599
104	21世紀の福祉と医療（座談会）	2001. 9	WAM2002. 1
105	今後の医療行政について（医政局長）	2001. 9	厚生労働省
106	21世紀の医療提供の姿（インタビュー）（医政局長）	2001.12	厚生
107	年頭の辞（医政局長）	2002. 1	日刊卸薬業26‐1
108	新医師臨床研修制度	2002. 1	日本医師会雑誌 vol.128 no.12
109	南西アジア医療事情‐アフガニスタン復興へ向けてWHOと日本の果たすべき役割（インド保健省 H.S.Dhillon，大谷藤郎 藤風協会理事長，座談会）	2002. 1	vita19‐2
110	目指すべき将来の医療の実現に向けて	2002. 1	月刊卸薬業 vol.26 no. 1
111	新春対談 「医療構造改革」と精神科医療の行方（医政局長）	2002. 1	日精協誌 vol.31 no.1
112	年頭所感 （医政局長）	2002. 1	週刊保健衛生ニュース no.1139

	タイトル/内容等	年・月	掲載紙誌
113	救命士の「気管内挿管」どうすべきか　関係機関座談会（医政局長）	2002.2.1	朝日新聞
114	情報開示を柱にして医療機関の機能分化を進めていく（インタビュー）	2002.4	日経ヘルスケア
115	篠崎医政局長に聞く（特集・医系技官という生き方・インタビュー）	2002.5	Doctors Magazine vol.34
116	医師臨床研修必修化にどう備えるか（全国国民健康保険診療施設協議会）	2002.6	地域医療 vol.40 no. 2
117	年頭所感（医政局長）	2002.8	日医機協ニュース
118	（鼎談）医師臨床研修必修化にどう備えるか	2002.9	地域医療 vol.40 no. 2
119	医療システムの変革と慶應医学への期待	2002.12	三四会医学部新聞 no.614
120	新医師臨床研修制度	2002.12	日本医師会雑誌 vol.128 no.12
121	EXECUTIVE BOARD 111th SESSION	2003.1	WHO Summary Records GENEVA
122	医療供給体制・ビジョン案	2003.2	日本医事新報 no.4124
123	21世紀の医療供給体制の改革	2003.4	三四会医学部新聞 no.618
124	大医を目指して	2003.5	三田評論1059
125	ニュース 厚労省が「医療提供体制改革ビジョン案」を公表	2003.5	日本医事新報 no.4124
126	WHO の新事務総長に李氏が（緑陰随筆）	2003.6	日本医事新報 no.4134
127	非営利の原則について（Q & A）	2003.8.4	日本経済新聞
128	臨床研修医の環境整備・報酬月30万円	2003.8.21	日本経済新聞

	タイトル / 内容等	年・月	掲載紙誌
129	病床区分・誘導より需給関係で	2003. 8	Japan Medicine 592
130	健康日本21の実践（前・後）	2003. 8	大津医 no.19
131	医療提供体制の改革のビジョン（検討チームまとめ）	2003. 8	厚生労働省
132	臨床研修医は「医師であり保険医」	2003.11	メディ F
133	卒後臨床研修の財源確保には国民の理解が必要	2003.12	メディ F
134	新医師臨床研修制度	2003.12	日本医師会雑誌 vol.130 no.12
135	健康日本21の成果とこれから（大谷藤郎氏 国際医療福祉大学学長 との対談）	2004. 1	健康づくり307
136	私と WHO	2004. 1	日本 WHO OB 会ニュースレター no.11
137	新医師臨床研修制度とインターン闘争	2004. 1	三四会医学部新聞 no.627
138	李 WHO 事務局長が国立保健医療科学院名誉顧問に	2004. 6	週刊医学界新聞
139	三四会評議員の姿（国立保健医療科学院院長として）	2004. 8	三四会医学部新聞 no.634
140	ダイエットに成功（エッセー）	2004. 9	週刊社会保障 no.2298
141	李 WHO 事務局長が語る公衆衛生のビジョン（対談）	2004. 9	公衆衛生 vol.68 no. 9
142	第63回日本公衆衛生学会総会シンポジウム　座長　公衆衛生医師の確保方策と公衆衛生の向上に向けて（国立保健医療科学院長）	2004. 9	公衆衛生情報 vol.34 no. 9

	タイトル / 内容等	年・月	掲載紙誌
143	インタビュー：公衆衛生医師の確保に向けて（国立保健医療科学院長）	2004.11	公衆衛生情報 vol.34 no.11
144	世界の健康のために私たちができること	2005. 1	公衆衛生情報 vol.35 no. 1
145	卒前から生涯にわたる研修を	2005. 6	メディ F 5055
146	新人看護職員研修制度化を展望する（対談）	2005. 7	ハンズオン 1－3
147	おしえてダイエットの近道・ダイエット成功の秘訣	2005. 9 . 4	朝日新聞
148	国家の品格と新医師臨床研修制度（論壇）	2005. 9	三四会医学部新聞 no.647
149	修了基準と臨床研修制度充実の方向	2005.10	アテンディング・アイ
150	第65回日本公衆衛生学会総会シンポジウム　座長　医療制度改革の目指すべき方向	2006.10	公衆衛生情報 vol.36 no.10
151	新医師臨床研修と専門医研修について・行政の立場から（国立保健医療科学院院長）	2006. 6	日精協誌 vol.25 no. 6
152	第15回国際栄養士会議顧問に就任して	2006. 6	栄養日本 vol.50 no. 1
153	新臨床研修制度の課題（特集・医師教育の現状と今後の課題）	2006. 6	日本医師会雑誌 vol.135 no. 3
154	「臨床研修に関する調査」が伝える研修医の声	2006.11	週刊医学界新聞
155	ケーススタディ後期研修医採用状況（座談会）	2006.12	アテンディング・アイ，Spring 2006
156	臨床研修の現状	2007. 1	日本内科学会雑誌 vol.96 no.12

	タイトル / 内容等	年・月	掲載紙誌
157	医療制度改革の中での取り組みが必要な勤務医不足問題（特集・医療危機への打開策への提言する）	2007.11	新医療
158	医師不足解消で女性医師の活躍を（日病セミナー，元医政局長として）	2007.11	メディF
159	鳥インフルエンザと知的所有権	2007.12	日本医事新報 no.4345
160	医療関連ビジネスとサービスの違い	2008. 3	振興会通信100
161	（シンポ）栄養を中心とした医療制度・政策・行政（第15回国際栄養士会議）	2008. 5	栄養日本2009/8
162	創立20周年を迎えました（国立保健医療科学院長）	2008. 8	振興会通信108
163	医療制度改革と診療情報の重要性 対談 日本病院会会長 山本修三	2008. 9	診療録管理 vol.19
164	第33期評議員に選ばれて	2008. 9	三四会医学部新聞 no.683
165	建築物環境と感染症予防（国立保健医療科学院名誉院長）	2009. 1	第36回建築物環境衛生管理全国大会抄録集
166	アカシアの大連	2009. 4	日中医学協会 no.18 NEWS LETTER
167	シンポジウム 精神保健福祉士法制定の経緯から	2009. 8	第105回日本精神神経学会総会
168	第19回シンポジウム講演録「今後の医療体制と医療関連サービス」	2010. 2	医療関連サービス振興会
169	地域医療対策委員会 報告書（国立保健医療科学院院長）	2010. 3	日本医師会地域医療対策委員会
170	老人の幸せと家族	2010.12	福寿のひろば

	タイトル / 内容等	年・月	掲載紙誌
171	ミサトピア院長に元医政局長	2011. 5	医療タイムス no.6497
172	政策から臨床へ 霞が関から安曇野に（社会医療法人城西医療財団 ミサトピア小倉病院 院長）	2011. 6	医療タイムス no.2015
173	２つの社会医療法人病院が４月１日付で注目の院長人事〜東京と長野	2011. 5	医療タイムス no.2012
174	安曇野ミサトピア小倉病院広報誌「院長室より」	2011. 7	http://www.shironishi.or.jp/og/topics/magazines/
175	新春企画アドバイザーリポート「精神障害者に対する偏見の是正」（国立保健医療科学院名誉院長）	2012. 1	日精協誌 vol.31 no. 1
176	新春企画 「精神障害者に対する偏見の是正」（国立保健医療科学院名誉院長）	2012. 1	日精協誌 vol.31 no. 1
177	精神保健の昨日・今日・明日 基調講演（神奈川県立大学特任教授）	2012. 2	神奈川県立保健福祉大学ヒューマンサービス研究会
178	巻頭言 （日本公衆衛生協会理事長）	2012. 8	公衆衛生情報 vol.42 no. 4
179	中嶋宏先生を偲ぶ（日本公衆衛生協会理事長）	2013. 8	公衆衛生情報 vol.43 no. 5
180	私の精神保健論（日本公衆衛生協会理事長）	2014. 7	2014 精神疾患医療政策フォーラム（Karuizawa Forum）
181	新春企画 「終末期医療について」（日本公衆衛生協会理事長）	2016. 1	日精協誌 vol.36 no. 1

あとがき──謝辞にかえて

私は2009（平成21）年に保健医療科学院を定年退官するまでの間、地方公務員（1969年に神奈川県、その後広島県、静岡県）、そして国家公務員（厚生省、環境庁、厚生労働省）、国際公務員（WHO）を歴任してきましたが、私の長きにわたる公務員時代に考えていたことが一つありました。それは失政の責任は全て私自身にあることを認めること、そして業績や実績があった場合は全て上司の指導、同僚の助言、部下の支えがあったからだと認めることでした。この考え方は今でも変わってはいません。ですから本書を出版するに際しては、長い公務員時代にご指導賜った上司や同僚、部下の方々のお名前を記すことが私の責務であると思料し、本文や引用・参考文献、著者文献等々にそれらの方々のお名前を可能な限り掲出させていただいたつもりですが、全てを網羅できなかったことをおそれています。

またこうして「あとがき」を書いていて、私がその他ご指導賜った方々のお名前を記して感謝の意をお伝えしたいと思いましたが、あまりに多くの方々のお名前を思い起こしましたので、ここでは一番長かった厚生省（厚生労働省）時代の関係者の方々のお名前のみ掲げさせていただきました（敬称は略させていただきます）。山下真臣、幸田正孝、古川貞二郎、多田宏、羽毛田信吾、小沢壮六、近藤純五郎、炭谷茂、中西明典、江利川毅、大塚義治、辻哲夫、中村秀一、水田邦雄らの諸氏、および医系技官として、竹中浩治、北川定謙、長谷川慧重、古市圭治、玉木武、目黒克己、谷修一、小林秀資、伊藤雅治、岩尾總一郎、松谷有希雄の諸氏、以上の方々には共に行政官としての多くの示唆をいただきながら歩んで参りました。その他多くの方々のお名前が浮かんできますが、限られた紙面に免じてご寛恕をお願い申し上げます。

なお本書第3章の項では、「自殺」に関しては竹島正氏（元国立精神・神経センター保健研究所自殺予防総合対策センター長）、「タバコ依存症」に関しては望月友美子氏（国立がん研究センターたばこ政策研究部長）にご教示いただきました。記して謝意をお伝えさせていただきます。

２０１７年４月

篠崎　英夫

著者略歴

篠《しの》崎《ざき》　英《ひで》夫《お》　1943年，満州国大連市山吹町で出生

［学　歴］

横須賀市立田浦小学校
栄光学園中学・高等学校
慶應大学医学部卒業
慶應大学医学部大学院修了
英国マンチェスター大学医学部大学院修了

［資格・学位など］

厚生省　公衆衛生修学生
横須賀米軍病院 Extern
医師免許（医籍登録202759号）
医学博士（公衆衛生学専攻）
Master of Science（英国マンチェスター大学医学部大学院修士課程修了―Community Medicine 専攻）
英国サルホード市民病院　精神科登録医（Registra）
精神保健指定医（3531号）
日本公衆衛生学会認定専門家
日本公衆衛生学会名誉会員

［職　歴］

神奈川県鎌倉保健所（1969年４月１日）
神奈川県立精神衛生センター
神奈川県立芹香院（精神科病院）
神奈川県予防課精神衛生係

厚生省　公衆衛生局企画課主査
厚生省　地域保健課補佐
厚生省　感染症課補佐
厚生省　国際課補佐
厚生省　国立病院課補佐

広島県　公衆衛生課長（1977年４月１日）
WHO　精神衛生課長（RA ／ MNH）（西太平洋地域事務局，マニラ）（1978年11月13日）
環境庁　特殊疾病審査室長，対策室長（水俣病担当）（1984年４月11日）
静岡県　衛生部長（1987年８月26日）
厚生省　精神保健課長（1988年10月21日）
厚生省健康政策局　指導課長（救急医療，病院対策担当）
国立療養所課長
国立病院部　政策医療課長（1992年７月１日）
保険局　医療課長（1992年10月１日）
厚生科学課長
障害保健福祉部長（身体，精神，知的障害担当）（1996年７月１日）
科学審議官
厚生省　保健医療局長
厚生労働省　健康局長（2001年１月６日）
厚生労働省　医政局長
厚生労働省　国立保健医療科学院長（2003年８月29日）
厚生労働省　国立保健医療科学院名誉院長（2009年４月１日）

［WHO 活動］

WHO 執行理事（政府代表）（2000年５月～2003年５月）
WHO 西太平洋地域委員会　議長（2003年９月　京都）
WHO 執行理事（政府代表）（2005年５月～2008年５月）
WHO Health Research 委員（個人）（2005年１月～2013年１月）

［兼　業］

東海大学医学部医学科非常勤教授（1988年）
広島大学非常勤講師（2006年）
放送大学客員教授（2008年）
聖マリアンナ医科大学客員教授（2011年）
日本精神病院協会　Advisory Board　委員（2011年）
慶應大学評議委員（2014年）
慶應大学医学部同窓会理事（2014年）
三重大学医学部非常勤講師（2015年）

千葉大学リーディング千葉統括会議委員（2015年）

◎　国立保健医療科学院長退任後

神奈川県立保健福祉大学特任教授（精神医学・精神保健学担当）

社会医療法人城西医療財団ミサトピア小倉病院院長（長野県安曇野市）

循環器病研究振興財団　評議員

日本建築衛生管理教育センター　理事長

公益財団法人　日中医学協会　理事

一般財団法人　医療関連サービス振興会　開発委員会　委員長

社会医療法人　城西医療財団（長野県松本市）　顧問

医療法人社団湘南　理事長

日本公衆衛生協会　理事長

［叙勲・褒章など］

・Achievement Award, Asian-Pacific Academic Consortium for Public Health

・瑞宝中授章

［学会活動］

日本公衆衛生学会専門職　認定委員

日本精神神経学会　会員

［研究業績］

厚生労働科学研究費　主任研究者

「卒前教育から生涯教育を通じた医師教育の在り方に関する研究」（2005年～2008年）

［原　著］

1．精神障害者の死亡に関する記述疫学的研究

1972年12月　日本公衆衛生雑誌19巻12号

2．A comparative epidemiological study on the death of psychiatric in patients

1976年５月　Comparative Psychiatry 17巻３号　U.S.A

［著　書］

1．デイ・ケアの実際　共著　1974年６月　牧野出版
2．地域精神医学　共著　1976年９月　現代精神医学大系（中山書店）
3．保健情報システムにおける登録制度　翻訳　1977年３月　日本公衆衛生協会
4．疫学精神医学　共訳　1981年１月　星和書店
5．我が国の精神保健　監修　1989年９月　厚生出版
6．精神保健法詳解　編集　1990年４月　中央法規
7．21世紀の我が国の救急医療　共著　1991年９月　第一法規
8．国際共生に向けた健康への挑戦　共著　2008年３月　放送大学教育振興会
9．医療と国防は国の礎　共著　2012年８月　SEC 出版

［学会発表など］

・第26回日本医学会総会；2003年４月　福岡
「新たな医師臨床研修制度について」
・第63回日本公衆衛生学会総会；2004年10月　島根
「公衆衛生医師の確保方策と公衆衛生の向上に向けて」
・第30回日本脳卒中学会総会；2005年４月　岩手
「脳卒中と日本の医療行政」
・第64回日本公衆衛生学会総会；2005年９月　札幌
「地域に根ざし国際的に活躍できる人材の養成」
・第50回予防医学事業推進全国大会；2005年10月　福岡
「高齢社会における健康づくり」～健康日本21のめざすもの～
・第９回日本地域看護学会学術集会；2006年７月　和光
「団塊の世代のこれからの健康づくり―私の健康づくりから―」
・第65回日本公衆衛生学会総会；2006年10月　富山
「安全・安心の保健医療―医療制度改革の目指すべき方向性―」
・静岡県立大学創立20周年記念事業講演；2006年10月　静岡
「医療政策と地域医療」
・日本診療録管理学会・学術集会；2007年９月　京都
「医療における診療情報の重要性」
・第105回日本精神神経学会学術総会シンポジウム；2009年８月　神戸

「精神科チーム医療と心理職の国家資格化について」
・第68回日本公衆衛生学会総会県民公開講座；2009年10月　奈良
「地域の救急医療を守る」
・第69回日本公衆衛生学会総会シンポジウム；2010年10月　東京
「建築物衛生法施行40周年を記念して」
・Public Health Policy and Service for Sleep and Health
Worldsleep Nov.; 2011, Oct. Kyoto
・第72回日本公衆衛生学会総会シンポジウム；2013年10月　三重
「保健所の過去・現在・未来」「医師の臨床研修制度」「日本の建築衛生」
・第73回日本公衆衛生学会総会シンポジウム；2014年11月　宇都宮
「認知症対策と保健所とのかかわり」
・第74回日本公衆衛生学会総会シンポジウム；2015年11月　長崎
「長期入院精神障がい者の地域移行に向けた保健所の役割」

［趣　味］

空手（三段），水泳，バドミントン

精神保健学／序説

定価（本体価格 3,000 円＋税）

2017 年 5 月 25 日　　第 1 版第 1 刷発行

著　者／篠崎　英夫
発行者／長谷川恒夫
発行所／株式会社 へるす出版
〒164-0001　東京都中野区中野 2-2-3
TEL　03-3384-8035（販売）　03-3384-8155（編集）
振替 00180-7-175971
印刷所／広研印刷株式会社

ISBN 4-89269-920-7